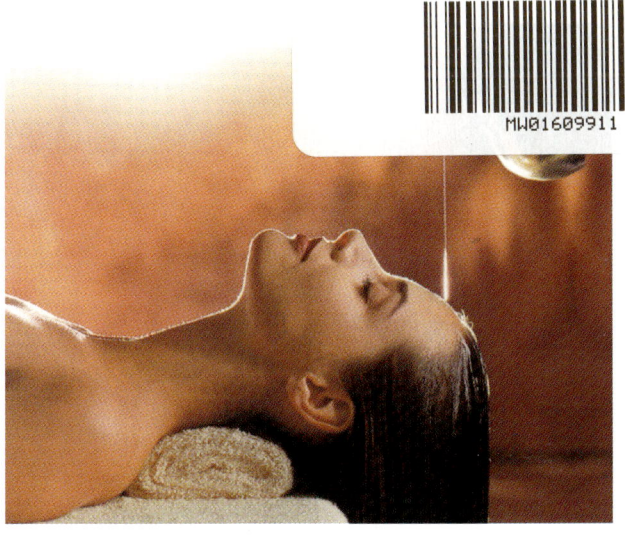

Karin Schutt

AYURVEDA

SE SENTIR JEUNE TOUT AU LONG DE SA VIE

Un programme santé et bien-être à appliquer chez vous

- Adapter son alimentation à sa constitution
- Des massages de la tête aux pieds
- Exercices relaxants et revigorants

VIGOT

Sommaire

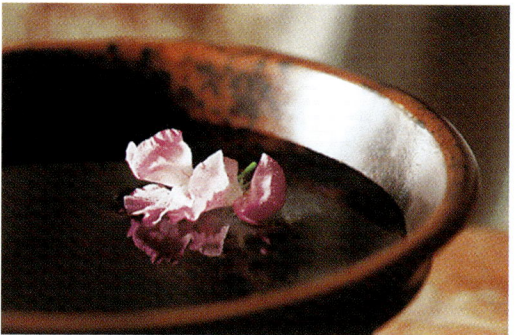

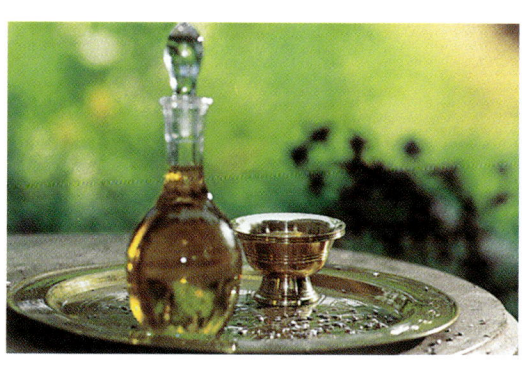

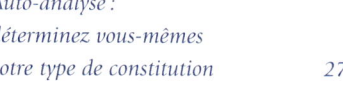

Avertissement

Ce guide présente une forme d'Ayurveda adaptée à la vie moderne occidentale. Les exercices qu'il propose servent avant tout à préserver la santé, à améliorer la condition physique générale et à prévenir les maladies. Ils conviennent aux personnes en bonne santé ou qui souffrent de troubles quotidiens légers dus au stress, tels la nervosité, la tension musculaire ou l'épuisement.

Pour les autres, cet ouvrage ne peut en aucun cas remplacer une cure ayurvédique individuelle donnant lieu à un diagnostic précis et à des mesures thérapeutiques adaptées. Si vous souffrez de troubles de santé réels, veuillez donc consulter un médecin ou un thérapeute spécialisé dans l'Ayurveda.

Préambule

Les chercheurs s'accordent à dire que l'Ayurveda est la médecine la plus ancienne connue à ce jour. Elle date d'avant la médecine chinoise et est beaucoup plus vieille que notre médecine occidentale. Le mot «Ayurveda» vient du sanscrit, la langue sacrée et littéraire de l'Inde ancienne, et signifie «connaissance globale (ved) de la vie (ayus)». L'Ayurveda est ainsi une méthode thérapeutique holistique, qui vise donc aussi à la prévention et au maintien de la santé, et comprend tant des mesures préventives que des traitements curatifs, lesquels sont particulièrement efficaces contre les maladies chroniques. L'Ayurveda vous aidera à améliorer considérablement votre condition générale en vous enseignant comment mieux écouter votre corps, prendre conscience de ses besoins naturels et les respecter.

L'Ayurveda, une médecine très ancienne

J'ai voulu, dans ce guide, vous présenter cette médecine exceptionnelle et vous inciter à suivre une nouvelle voie qui vous mènera aux sources de la santé physique et spirituelle. Les méthodes ayurvédiques exposées constituent des moyens simples et efficaces pour recouvrer durablement la santé et atteindre le bien-être : vous pourrez rétablir votre équilibre intérieur et le maintenir. Vous aurez alors plus d'énergie au quotidien et vous vous sentirez mieux et en harmonie avec vous-même. Mais attention, cet ouvrage ne réalisera aucun miracle à votre place. Il est là pour vous aider à travailler sur vous, car vous êtes seul responsable de votre santé.

La connaissance de la vie

Par ailleurs, l'Ayurveda originelle, telle qu'elle a été enseignée il y a plus de trois mille ans en Inde, s'est transformée au cours du temps avec les conditions de vie. Vous découvrirez ici l'Ayur-Veda Maharishi, une forme d'Ayurveda adaptée aux besoins de la société occidentale et ainsi nommée d'après le grand savant indien Maharishi Mahesh Yogi. La rédaction de cet ouvrage n'a pu se faire que grâce au soutien de spécialistes expérimentés : je remercie ainsi pour leur aimable collaboration, John Switzer, médecin spécialisé en médecine ayurvédique et homéopathe, ainsi que Mme Merholz, conseillère dans le centre de santé Ayur-Veda Maharishi de Pöcking (Starnberger See, Allemagne).

Karin Schutt

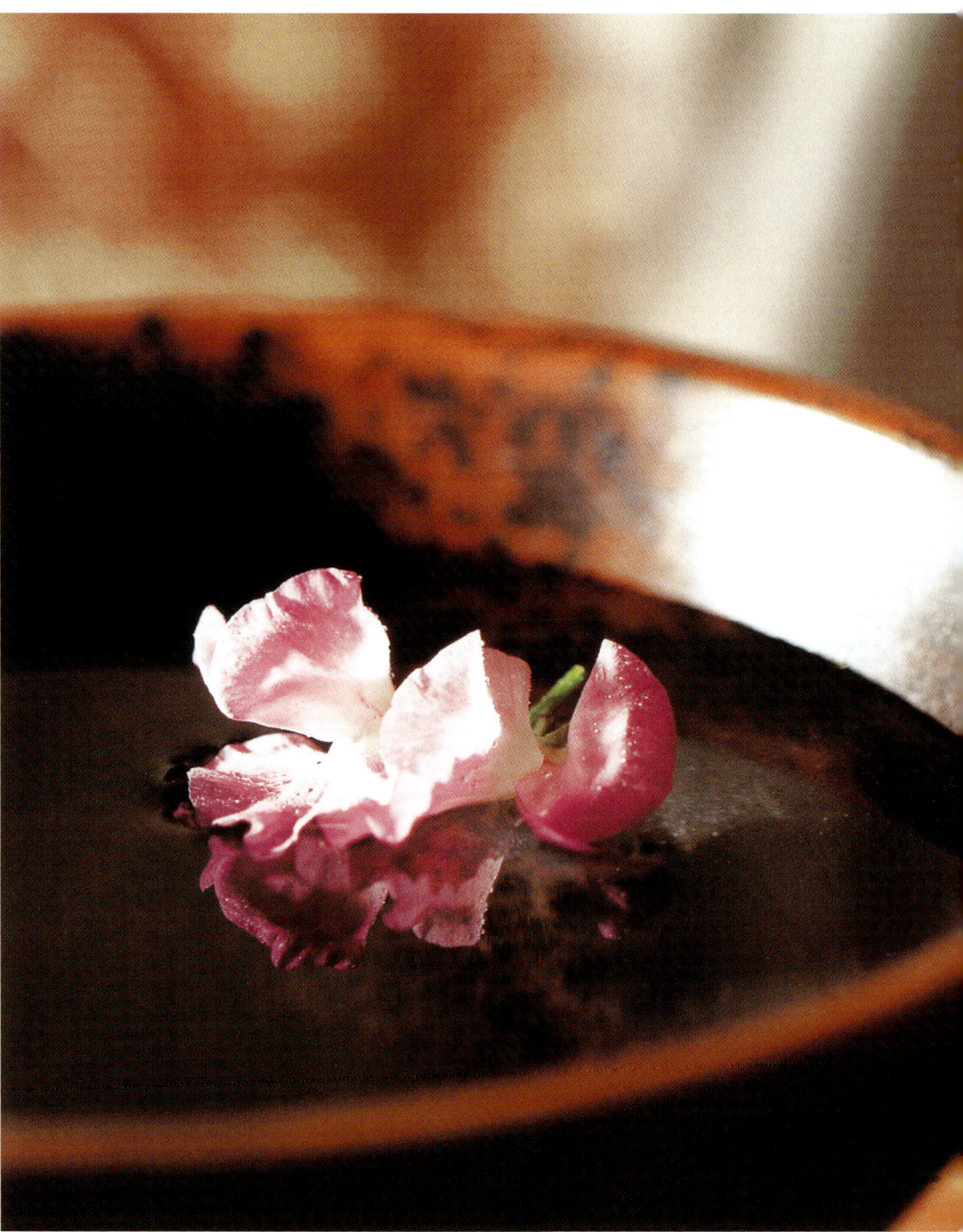

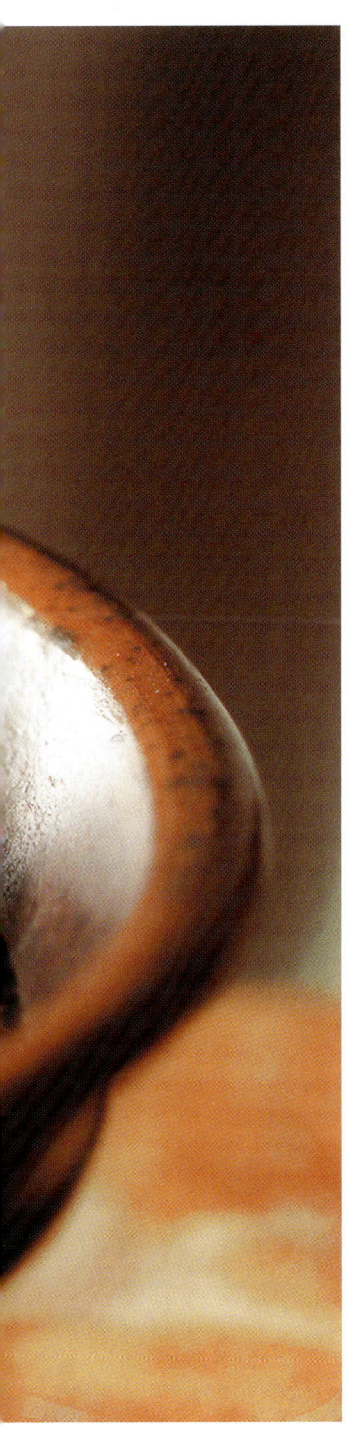

Le secret de la longévité

« L'Ayurveda englobe l'ensemble de la vie et s'occupe de la douleur comme du bonheur. Cela signifie qu'elle nous enseigne à la fois des méthodes pour nous ôter douleur physique et souffrance morale, ainsi que divers moyens d'accroître notre joie de vivre. »
Vinod Verma

Vivre plus longtemps et plus heureux : c'est là le principe de base de la médecine indienne Ayurveda. Les textes fondateurs de celle-ci, vieux de plusieurs millénaires, contiennent des indications exactes concernant les méthodes et les moyens que chacun doit mettre en œuvre pour son bien-être physique et spirituel. C'est en effet seulement lorsque le corps, l'esprit et l'âme sont en harmonie que la santé parfaite est possible.

Qu'est-ce que l'Ayurveda ?

La philosophie et la religion indiennes traditionnelles constituent les fondements de l'Ayurveda. Cette base spirituelle fait de cette médecine un système de soin global qui prend en charge tant la santé de l'homme que sa relation au divin ou au cosmos. Les méthodes et traitements obéissent à un diagnostic complexe qui donne des informations sur l'état momentané du patient et son type de constitution personnel. La thérapie ayurvédique vise d'abord à lutter contre un éventuel déséquilibre des principes vitaux à l'intérieur de l'être. Ensuite, elle s'attache à maintenir le patient en bonne santé et à optimiser son état.

Harmonie des bioénergies

Le but ultime de l'Ayurveda est la longévité sans maladie ni souffrance mentale, ainsi que l'exploitation du potentiel psychique de chacun, via le développement de sa conscience et de sa spiritualité.

Santé et maladie dans la médecine ayurvédique

Pour que vous puissiez comprendre l'Ayurveda dans toute sa profondeur et en apprécier les qualités, il vous faut d'abord quelques explications théoriques. L'Ayurveda, science de la vie longue et saine, possède sa propre langue avec laquelle vous devrez vous familiariser. La théorie est aussi importante que les exercices pratiques avec lesquels elle forme un tout.

Apprendre et comprendre

Ainsi, ne commencez pas à faire les exercices de suite. Au contraire, prenez le temps nécessaire pour vous imprégner de cette pensée dont les raisonnements peuvent parfois nous paraître singuliers.

La santé, c'est plus que l'absence de maladie

La médecine indienne Ayurveda traite tous les aspects de la vie ainsi que les liens qui les unissent. Car tout est lié avec tout, et tout s'influence mutuellement : les sentiments, la raison, le corps, le comportement global, l'environnement dans lequel nous vivons. Aucun de ces domaines ne peut être considéré de manière isolée ou être ignoré. Partant de ce constat, l'Ayurveda tente de maintenir ou de rétablir l'équilibre entre toutes les composantes de la vie.

Harmonie du corps, de l'esprit et de l'âme

1 L'équilibre est un concept fondamental dans l'Ayurveda. Il est synonyme de santé et correspond à une harmonie interne conjuguée à une satisfaction parfaite et à un bien-être durable. C'est dans cet état que l'être se sent entier, qu'il peut enfin atteindre la félicité et sentir son appartenance au cosmos. L'Ayurveda considère l'être comme étant en bonne santé lorsqu'il a atteint l'équilibre somatique (au niveau de son métabolisme, de sa digestion, de ses tissus et de son élimination) et un état de bonheur intérieur constant (touchant son âme et son esprit).

2 Dans la médecine ayurvédique, toutes les fonctions corporelles et psychiques sont animées par trois énergies fondamentales, les «Doshas». L'équilibre de ces bioénergies est responsable du maintien de la santé. S'il est détruit, il s'ensuit une mauvaise régulation de l'organisme.

Influence de tous les aspects de la vie

3 L'être humain provoque ce déséquilibre en agissant trop longtemps contre sa nature individuelle, par exemple via une alimentation malsaine, de mauvaises habitudes de vie, des sentiments ou un mode de pensée négatifs, le stress ou encore des conditions environnementales défavorables. Si l'organisme n'est pas capable de rétablir l'équilibre et que la dysharmonie dure, peu à peu des troubles de santé apparaissent et l'on tombe malade.

4 Selon la médecine ayurvédique, les maladies sont provoquées par un déséquilibre durable des Doshas. Cela peut déclencher, en particulier, un stockage nocif de dépôts et de toxines, l' «Ama». C'est pourquoi, la thérapie ayurvédique a pour premier objectif de rétablir l'équilibre des Doshas en favorisant l'élimination de l'Ama.

L'équilibre des Doshas

Tous ces concepts - équilibre, globalité, Doshas et Ama - essentiels pour la compréhension de l'Ayurveda, seront traités plus en détail dans les chapitres suivants.

La théorie des trois Doshas

Au cœur de la science ayurvédique, il y a le « Tridoshas » (« tri » signifiant trois et « dosha » signifiant erreur ou mal) : Vátha, Pitta et Kapha sont trois énergies fondamentales ou principes de régulation qui jouent un rôle décisif dans le bon fonctionnement psychique et physique de l'être. Chacun d'entre nous abrite ces trois forces en lui, mais dans des proportions différentes. Les trois Doshas sont ensuite divisés en cinq sous-Doshas ce qui permet une analyse plus exacte des différentes fonctions somatiques et divers états psychiques de l'être et donc un diagnostic et un traitement plus précis des maux. Cet ouvrage étant un manuel d'initiation, je me limiterai à vous parler des trois Doshas principaux.

Des forces fondamentales

Pour une meilleure compréhension, il est important que vous sachiez que ces forces, Vátha, Pitta et Kapha, ne sont pas visibles et ne peuvent être perçues par aucun sens. Mais cela ne les empêche pas d'être très concrètes : elles peuvent se déplacer, gagner ou perdre en puissance ; elles sont en relation les unes avec les autres, comme si elles étaient reliées par d'innombrables fils imperceptibles. Chaque Dosha agit sur toutes les cellules corporelles, les tissus et les organes, et remplit en plus de sa fonction somatique un rôle psychique.

Des bioénergies bien concrètes

L'ensemble des fonctions des trois Doshas découle de leurs caractéristiques.

Les caractéristiques principales des trois énergies

Dans la philosophie indienne, les trois Doshas sont issus des cinq éléments fondamentaux que sont l'Éther, le Vent, le Feu, l'Eau et la Terre. L'Éther et le Vent correspondent au principe Vátha. Le Feu entre dans le principe Pitta, de même que, dans une moindre mesure, l'élément Eau. Enfin, l'Eau et la Terre constituent le principe Kapha.

Les cinq éléments fondamentaux

■ Les particularités de Vátha sont donc celles de l'Éther et du Vent : pénétration, légèreté, mobilité, subtilité, froid, sécheresse et rudesse. En tant que force d'action, Vátha est l'énergie à la source de tous les mouvements effectués dans notre organisme. Ce Dosha agit sur la musculature, régule le fonctionnement des organes internes, la circulation sanguine, la respiration et tous les processus d'élimination. Vátha est aussi responsable de notre activité spirituelle et de nos organes sensoriels. Il joue sur la capacité d'absorption, la clarté et l'éveil de notre esprit.

Vátha

■ Le principe du feu, Pitta, correspond aux processus de combustion qui ont lieu dans notre corps. Il est en conséquence responsable de la régulation de la température corporelle, de la digestion et du métabolisme. Dépendent de lui, en outre, l'hématopoïèse, la peau et la vue. Sur le plan psychique, Pitta est lié à l'intelligence et aux sentiments. Ses attributs sont les suivants : chaud, léger, fluide, mouvant, âpre, piquant.

Pitta

■ Kapha, du fait des éléments auxquels il est associé, a les qualités de l'eau et de la terre, telles que la lourdeur, le froid, la mollesse, le goût sucré, la stabilité, la lenteur, le gras. Cette bioénergie constitue la structure solide de notre corps et nous apporte la stabilité, mais aussi la flexibilité et la souplesse. Kapha est responsable de la construction des cellules jusque dans le squelette et de la formation des articulations. Par ailleurs, c'est aussi lui qui détermine notre capacité de résistance face aux maladies. Sur le plan mental, Kapha régule le psychisme, stabilise l'humeur et agit sur les fonctions mémorielles.

Kapha

La santé parfaite grâce à l'équilibre des Doshas

Lorsque les trois Doshas fonctionnent correctement et que le jeu des énergies se fait sans accrocs, l'organisme est en état d'équilibre et l'être humain est en bonne santé.

Il faut maintenir cet état idéal, car il permet non seulement de renforcer la capacité de résistance naturelle de l'organisme face au déséquilibre et aux maladies, mais aussi d'augmenter la vitalité de l'homme.

Vitalité et défenses immunitaires

Toutefois, c'est uniquement lorsque nous travaillons au développement constant de notre potentiel de santé physique et psychique que nous pouvons atteindre ce que l'Ayurveda appelle l'harmonie parfaite.

Qu'est-ce qui influence les Doshas ?

Trois facteurs peuvent dérégler l'équilibre des principes vitaux Vátha, Pitta et Kapha :

■ D'abord, le fait de soumettre les organes des sens à trop d'excitation ou de ne pas les stimuler du tout. Chacun d'entre nous en fait quotidiennement l'expérience : bruit de moteur, pollution, agitation, stress, promiscuité. Nous nous trouvons très souvent dans l'impossibilité de protéger nos sens et n'avons d'autres solutions que de nous isoler complètement.

Prendre ses distances

■ Par ailleurs, une mauvaise utilisation de nos sens et de notre esprit ainsi qu'un manque d'attention envers notre corps. L'analyse de notre état intérieur démontre souvent très clairement que notre vie est bien trop stressante et empoisonnée par les idées de rendement et de consommation. Etre au top de nos capacités est notre but, mais nous oublions, pour la plupart, que notre corps n'est pas une machine qui ne demande qu'un minimum d'entretien.

Écouter les messages du corps

L'Ayurveda nous enseigne comment envisager autrement notre existence, parce que c'est notre santé que nous mettons en jeu. Dans la pensée ayurvédique, en effet, la prédisposition à certaines maladies dépend de l'état psychique et somatique.

■ Enfin, il y a l'influence du temps, c'est-à-dire du cycle du jour et de la nuit, du cycle des saisons ainsi que de la vie tout entière. Si vous n'écoutez pas pendant longtemps votre « horloge interne », si vous oubliez de respecter les phases de repos et d'activité de la vie, vous risquez aussi de modifier les rapports de vos trois principes vitaux de manière ponctuelle ou durable.

Bien sûr, ce sont seulement des exemples généraux. Il est évident que chacun d'entre nous connaît des facteurs particuliers de déséquilibre, de même que nous possédons tous une certaine marge d'action dans laquelle nous pouvons vaincre les causes de troubles tels que le stress ou une alimentation déséquilibrée.

Respecter son « horloge interne »

Les sept stades du déséquilibre

Cependant, dès qu'une certaine limite est dépassée à l'intérieur de cette marge d'action individuelle, les mécanismes de régulation perdent leur équilibre : les trois énergies augmentent ou diminuent. Les processus de régulation sont gênés ou bloqués, trop ou pas assez stimulés. Les principes Vátha, Pitta ou Kapha peuvent aussi se « fixer » dans un tissu ou dans une région du corps, dans lesquels ils ne devraient pas avoir une concentration aussi importante.
L'Ayurveda considère ainsi que les troubles corporels se développent suivant sept étapes :

1 D'abord, divers facteurs négatifs provoquent la concentration énergétique d'un ou de plusieurs Doshas.

Équilibre des mécanismes de régulation

2 Le déséquilibre des Doshas qui existe alors s'aggrave, puisque les facteurs nocifs continuent d'agir. Cette deuxième étape est celle de l'amplification.

3 Le trouble énergétique local du Dosha concerné s'étend à d'autres régions du corps. La bioénergie circule.

4 Lorsque le Dosha touché circule dans l'organisme, il se fixe dans d'autres régions du corps et provoque la formation de dépôts.

Empêcher la maladie

5 Là où le Dosha s'est installé, apparaissent les premiers symptômes légers de maladie.

6 À partir de ceux-ci, un trouble aigu se développe.

7 Ce dernier peut évoluer en une maladie chronique.

Le diagnostic ayurvédique vise à reconnaître à temps les premiers symp-tômes signalant un déséquilibre des Doshas. En effet, si l'on traite le ma-lade au cours des quatre premières étapes au moyen de mesures théra-peutiques, on réussit souvent à empêcher le développement d'une maladie.

Être sain, c'est être entier

> La mission principale de l'Ayurveda est de prévenir troubles et mala-dies, de les empêcher de naître, et si la maladie est apparue, de guérir le malade en lui rendant sa santé au sens originel : être sain signifie être entier. C'est l'état de l'être auquel il ne manque rien, car ses bioénergies ont atteint l'état harmonieux de l'équilibre.

Les types de constitutions ayurvédiques

Les principes vitaux Vátha, Pitta et Kapha sont les énergies présentes dans les organismes vivants. Chaque être humain dispose de ce potentiel énergétique, mais en quantité et dans des proportions différentes. En conséquence, c'est le rapport des trois Doshas qui détermine, pour chacun d'entre nous, notre constitution psychique et physique, les bioénergies dominantes influençant :

- Le phénotype
- Le fonctionnement des organes internes
- Les facultés intellectuelles
- Et la spiritualité individuelle.

En théorie, nous sommes du type Vátha, Pitta ou Kapha, selon que nous possédons les qualités de l'une ou de l'autre de ces trois énergies. Il est très rare cependant qu'un type de constitution soit pur. Chez la plupart des gens, on retrouve des éléments rappelant deux, voire trois Doshas, de telle sorte qu'il n'existe en réalité pas trois, mais sept types de constitutions : en plus des trois types purs, apparaissent alors les combinaisons Vátha-Pitta, Pitta-Kapha, Vátha-Kapha et Vátha-Pitta-Kapha. Cet ouvrage ne décrit que les trois types purs principaux.

Ce que déterminent les Doshas

Avertissement

Dans la médecine Ayurvedique, il n'est pas question de parler de bonnes ou de mauvaises caractéristiques. Chaque type de constitution ayant ses qualités et ses défauts, aucun n'est meilleur que l'autre. Savoir quelles sont les forces positives ou négatives qui habitent le patient sert avant tout à effectuer un diagnostic précis. Cela permet d'établir de manière très détaillée sa prédisposition à telle ou telle maladie, ou d'expliquer ses réactions à une alimentation, un climat, une saison ou à une heure du jour. En outre, la détermination des types permet de comprendre comment l'être assimile les messages de ses organes sensoriels et quelle est sa relation à son environnement.

Égalité des constitutions

Le type Vátha

Les personnes du type Vátha, chez lesquelles l'élément Vent domine, sont très sensibles et réagissent rapidement aux changements. Elles ont tendance, en conséquence, à répondre trop vite à la moindre stimulation et à se sentir trop sollicitées. Très souvent, ce sont donc des personnalités stressées et énervées, que le moindre événement perturbe. Il leur est hautement recommandé de se ménager des instants de détente et d'avoir un rythme de vie le plus équilibré possible.

Lorsqu'un individu Vátha perd son équilibre interne, cela déséquilibre aussi ses énergies Pitta et Kapha, car Vátha est la bioénergie la plus importante du Tridoshas. En effet, Vátha est le mouvement. En tant que «roi des Doshas», ce principe active et dirige les autres.

Les troubles dus au stress et les maladies psychosomatiques sont les conséquences les plus fréquentes d'un excès d'énergie Vátha.

Les caractéristiques principales du type Vátha

- Minceur et ossature légère
- Tendance au dessèchement de la peau
- Faim et digestion irrégulières
- Tendance à la constipation
- Tendance à la flatulence
- Sommeil léger et interrompu
- Aversion pour le climat froid et venteux
- Enthousiasme facile
- Compréhension rapide, mémoire défaillante
- Réaction rapide
- Tendance à l'inquiétude

«Roi des Doshas»

Les signes d'un Vátha-Dosha déséquilibré

Les symptômes typiques indiquant un trouble du principe Vátha sont, par exemple, une peau rêche, des ongles cassants et striés, une langue sèche ou un teint légèrement grisâtre. Du fait de leur tendance au dessèchement, les individus Vátha souffrent de selles trop sèches et de constipation.

On rencontre souvent chez les Vátha des problèmes de perte de poids et des maux d'estomac dus à la nervosité. Il arrive aussi que l'on observe des sensations de vertige, de l'hypertension artérielle, des tensions musculaires, des troubles du système nerveux, des douleurs articulaires, des crampes, des tremblements et des frissons. Sur le plan psychique, les constitutions Vátha souffrent souvent d'agitation, d'insomnie, d'anxiété, voire de dépression.

Déséquilibre de Vátha

Causes possibles du trouble de Vátha

Les troubles évoqués ci-dessus apparaissent pour la plupart dans des situations précises qui sont provoquées par les individus Vátha. Ainsi, ces personnes s'agitent trop et ne se relaxent pas assez. Elles consomment aussi trop de produits stimulants et soumettent leur vie à de trop brusques changements de fond. À cela s'ajoute le fait qu'elles exigent trop de leur corps et de leur esprit. Des repas sautés, un excès de nourriture froide, crue ou sèche, un manque de sommeil, un temps trop froid et venteux ou un voyage, peuvent aussi anéantir l'équilibre de leurs énergies vitales.

Les signes d'un Vátha-Dosha équilibré

Équilibre de Vátha

Lorsqu'un individu Vátha est équilibré, il le sent surtout au fait qu'il est d'une humeur générale positive et qu'il se sent en harmonie avec lui-même. Son esprit est alors clair, éveillé et plus créatif que d'habitude. Il agit rapidement et, flexible, s'adapte facilement aux changements.
Autre signe de bonne santé : des organes d'élimination (urinaire et intestinale) qui fonctionnent bien, un sommeil réparateur et un système immunitaire performant.

Le type Pitta

En général, les individus de type Pitta jouissent d'une bonne santé. Cela est surtout dû à leur bonne digestion, laquelle leur permet de constituer des tissus sains et de renforcer leur système immunitaire. Toutefois, ce type de constitution doit apprendre à réguler son activité et à se détendre. En effet, Pitta étant le principe du Feu, lorsqu'il domine chez une personne, celle-ci a beaucoup d'énergie en elle, ce qui la pousse à se surmener et à dépasser sa limite de résistance au stress.

Les caractéristiques principales du type Pitta

- Taille moyenne
- Peau normale
- Cheveux roux, tâches de rousseur et grains de beauté
- Gros appétit, bonne digestion
- Préfère la nourriture et les boissons froides
- Déteste sauter des repas
- Déteste l'eau chaude
- Intelligence et mémoire moyennes
- Rapidité moyenne
- Bon lecteur, esprit vif
- S'énerve facilement

Les signes d'un Pitta-Dosha déséquilibré

D'un point de vue physique, les troubles de Pitta engendrent les symptômes suivants : teint légèrement jaunâtre, transpiration importante, bouffées de chaleur, mauvaise haleine, troubles du sommeil, mauvaise digestion, dysfonctionnements hépatiques, tendance aux inflammations, aux eczémas, aux hémorragies et aux aigreurs d'estomac ; formation de concrétions (rénales, biliaires), ulcères gastriques et intestinaux ; forte sensation de faim et de soif, et dermatoses. Sur le plan psychique, un déséquilibre de l'énergie Pitta s'exprime par un comportement agressif, une attitude critique, de l'entêtement et une brutalité excessive.

Causes possibles du trouble de Pitta

Lorsqu'un individu Pitta subit quotidiennement stress, pression et agitation, cela peut provoquer chez lui un déséquilibre, par exemple s'il doit sauter un repas par manque de temps ou s'il vit une crise, mais n'a pas la possibilité d'exprimer sa colère ni sa mauvaise humeur. Par ailleurs, ce type de constitution ne supporte pas les séjours prolongés à la chaleur ou au soleil, ni les aliments très salés, trop gras ou trop relevés.

Équilibre du «feu intérieur»

Les signes d'un Pitta-Dosha équilibré

Lorsque l'élément Feu est en état d'harmonie, l'individu Pitta le sent à sa paix intérieure et à son sentiment de satisfaction. Cet état agréable provoque en lui un regain d'énergie, de sorte qu'il devient plus entreprenant. Sa digestion est impeccable. Son corps est souple et alerte. Son «feu intérieur» n'est ni trop fort ni trop faible, si bien qu'il ne souffre ni de bouffées de chaleur ni d'inflammations.

Le type Kapha

Les personnes chez lesquelles dominent les éléments Eau et Terre sont de nature calme, constante et équilibrée. Ce Dosha ne se déséquilibre pas aussi facilement que les autres, de sorte que l'état général de santé des types Kapha est normalement bon. Toutefois, ce n'est pas une raison pour ne pas veiller sur soi. En effet, le rythme de vie plutôt lent des constitutions Kapha peut engendrer un certain désintérêt pour les choses spirituelles, un manque d'initiative et une paresse physique qu'il faut prendre au sérieux, car le fait de sous-exploiter ses capacités provoque un stress négatif et donc trouble l'équilibre interne. Les personnes de type Kapha doivent ainsi veiller à ne pas être trop nonchalantes.

Les éléments Eau et Terre

Les caractéristiques principales du type Kapha

- Ossature lourde
- Peau à tendance lisse et grasse
- Cheveux épais, plutôt bruns
- Petit appétit, digestion lente
- Selles régulières
- Sommeil long et profond
- Déteste le temps brumeux
- Lent à la compréhension, bonne mémoire
- Activité lente et méthodique
- Lent à réagir aux stimulations
- Personnalité calme, équilibrée

Les signes d'un Kapha-Dosha déséquilibré

Si, malgré la bonne résistance du type Kapha, un déséquilibre se présente, cela se verra aux symptômes suivants : pâleur de la peau et grande sensibilité au froid, sensation typique de lourdeur qui s'exprime surtout le matin après le lever. Par ailleurs, ce type de personne a tendance à prendre du poids, à dormir trop souvent et trop longtemps, de même qu'à ralentir son rythme de vie. Comme problèmes de santé, les individus Kapha vont développer des maladies des voies respiratoires (mucosités encombrantes, refroidissements, bronchites, sinus nasaux bouchés), souffrir de rétention d'eau, d'insuffisance veineuse et enfin avoir tendance aux allergies et au diabète. D'un point de vue psychique et émotionnel, le déséquilibre s'exprime par une tendance à repousser les tâches prévues et à éviter les changements. Le sujet se met à manquer d'entrain et son esprit se ferme tant et si bien qu'il sombre souvent dans la dépression.

Déséquilibre
de Kapha

Causes possibles du trouble de Kapha

Comme je l'ai déjà dit, si ses capacités ne sont pas utilisées, et s'il est sous-exploité, l'individu de constitution Kapha peut rapidement souffrir de déséquilibres. Une alimentation excessive ou qui contient trop de sel, de graisse ou de sucre peut être une autre cause de trouble. Enfin, la sédentarité, un sommeil trop long et un temps froid et humide sont des facteurs supplémentaires qui peuvent déséquilibrer durablement les personnes Kapha.

Déséquilibre des éléments Eau et Terre

Les signes d'un Kapha-Dosha équilibré

En équilibre, les individus de constitution Kapha possèdent une grande force physique, des articulations résistantes et une silhouette bien proportionnée. Ils respirent le calme, sont sympathiques, indulgents, courageux, pleins de vie et stables au niveau psychique.

Avertissement

Peut-être vous reconnaissez-vous dans l'une ou l'autre description de types ci-dessus. Il est fréquent que l'on se découvre des concordances avec la typologie ayurvédique. Toutefois, les caractéristiques mentionnées ne représentent qu'un échantillon de tout ce qui fait la personnalité d'un être. Elles ne constituent en aucun cas l'ensemble des attributs individuels de chacun. Seul un médecin expérimenté spécialisé dans la médecine ayurvédique peut réaliser une véritable analyse de votre constitution personnelle avec ses forces et ses faiblesses.

Que va vous apporter l'Ayurveda ?

En tant qu'approche holistique de la médecine, l'Ayurveda prend en compte tous les aspects de la vie humaine : l'esprit, le corps, le mode de vie et l'environnement. Son objectif, c'est de prévenir et de soigner la maladie, mais aussi de développer la capacité de guérison, tant psychique que physique. Voilà des milliers d'années que les thérapeutes indiens ont découvert que chaque être humain avait le pouvoir de se maintenir en bonne santé en suivant un mode de vie déterminé correspondant à son type de constitution. Il lui suffit d'observer quelques règles fondamentales : une bonne alimentation, la connaissance de soi, une conscience aiguë des choses de la vie, le respect des lois naturelles. Si, malgré tout, il y a un déséquilibre interne, l'Ayurveda cesse d'être uniquement un moyen de rester en bonne santé et propose un véritable système de soin. Le savoir ayurvédique peut donc s'utiliser de deux manières :

1 Grâce à son aide, vous pouvez apprendre à reconnaître les facteurs liés à la nourriture ou au stress responsables du déséquilibre de vos Doshas. Il vous suffira alors d'agir contre ces facteurs, puis de les éviter à l'avenir.

2 Si vous êtes en bonne santé, vous pouvez, grâce à l'Ayurveda, modifier l'ensemble de vos habitudes de vie, de sorte à vous sentir encore plus satisfait et équilibré qu'auparavant. Vous apprendrez à utiliser vos forces psychiques et corporelles pour réussir à prendre vos distances face au stress du quotidien. Via un type de « purification interne », il vous sera encore possible de renforcer considérablement vos énergies, et vous comprendrez comment mieux répondre à vos besoins et être en harmonie avec votre nature profonde. Ainsi, vous profiterez mieux de la vie puisque vous vous sentirez équilibré et plein de vitalité tant au plan somatique qu'émotionnel

Prendre soi-même sa santé en main

Les traitements proposés par l'Ayurveda ne peuvent pas tous être appliqués par le patient seul. Souvent, il est nécessaire de faire appel à un spécialiste, disposant d'une connaissance exhaustive des concepts ayurvédiques, et d'accepter une assistance thérapeutique. Ce guide vous indique cependant quelques exercices que vous pouvez pratiquer seul, au quotidien. Avant de les faire, il faut d'abord que vous sachiez ceci :

Des exercices quotidiens

■ L'Ayurveda est une philosophie de vie qui ne se limite pas à des réflexions théoriques, mais qui implique aussi des exercices pratiques.
Vous avez probablement déjà une idée de ce que l'Ayurveda propose comme règles de comportement. Toutefois, ce qui est évident pour une personne peut constituer une modification profonde des habitudes d'une autre. L'Ayurveda est une conception de la vie qui ne peut donner de résultats que si l'on en suit quotidiennement les préceptes.
Vous ne retirerez que peu de bénéfice de quelques séances de yoga, ou de quelques exercices occasionnels de respiration ou de méditation, si, par ailleurs, vous gardez vos bonnes vieilles habitudes aussi nuisibles soient-elles pour votre santé.
Pour recouvrer votre forme psychique et physique au sens ayurvédique, et ce à long terme, vous devrez beaucoup investir de vous-même. L'Ayurveda ne fournit aucune recette miracle capable de vous propulser dans un univers de bien-être en un temps record. Du temps, justement, et des exercices réguliers, ajoutés à une prise de conscience réelle, constituent la condition sine qua non d'un succès durable qui modifie l'être en profondeur.

Et devenir maître de son destin

S'entraîner régulièrement

En suivant les recommandations de l'Ayurveda, en pratiquant ses exercices régulièrement et en modifiant peu à peu votre mode de vie selon les lois ayurvédiques, vous pourrez reconnaître et éviter de nombreuses sources de problèmes physiques et psychiques.
● Grâce au questionnaire proposé dans ce manuel, il vous sera plus facile de déterminer votre type de constitution. Cela vous permettra non seulement d'approfondir la connaissance que vous avez de vous-même, mais aussi de faire davantage confiance à la sagesse de votre corps et d'éviter les influences négatives.

● Par ailleurs, vous aiderez plus rapidement votre organisme à recouvrer son équilibre interne quand celui-ci sera perturbé par des facteurs de troubles.

● Pour finir, la purification interne vous permettra, d'une part d'éliminer les dépôts nocifs et les toxines, d'autre part de dissoudre les «déchets de l'esprit et de l'âme» tout aussi pathogènes, et enfin de renforcer votre capacité de guérison physique et psychique.

Renforcer sa capacité de guérison

L'Ayurveda dans la pratique thérapeutique

Si vous souhaitez suivre une cure ayurvédique dans un centre spécialisé, vous devrez au début vous soumettre à un examen complet particulier. Ainsi, le médecin spécialiste de l'Ayurveda fera votre bilan de santé par le pouls. À la différence du médecin de médecine occidentale allopathique, ce n'est pas la fréquence du pouls qui l'intéresse. Celui-ci lui permettra de déterminer ce qui se passe dans votre corps et l'état de vos Doshas. Via un dialogue avec vous et l'observation de vos caractéristiques extérieures (peau, cheveux, ongles, yeux), il trouvera votre type de constitution et c'est seulement alors qu'il vous proposera une thérapie.

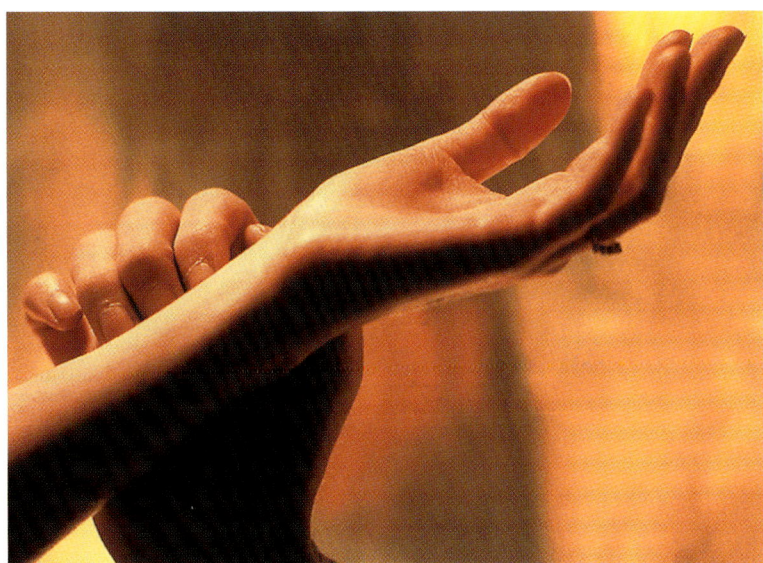

Le diagnostic par le pouls

La thérapie ayurvédique de base s'appelle le Panchakarma. Il s'agit d'une cure de purification dont l'objectif est de libérer le corps des dépôts du métabolisme, des polluants et des éléments de nourriture non digérés. Dans l'Ayurveda, tous ces déchets sont appelés « Ama », ce qui signifie à la fois non digéré et non mûr. « L'encrassement » du corps est considéré comme l'une des causes principales des maladies, du mal-être général et de la limitation des capacités physiques. De plus, l'Ama se forme aussi au niveau mental. Il résulte de sentiments « non digérés » que l'on n'a pas re-travaillés, d'expériences pénibles ou de conflits non résolus. Dans le cadre d'une cure de Panchakarma, le médecin pourra, par exemple, vous de-mander de suivre un régime dépuratif et, en même temps, vous prescrire plusieurs types de massages.

Une thérapie globale

Parmi les massages les plus agréables, on compte le Shirodhara (massage du front avec un filet d'huile de sésame chaude) et l'Abhyanga (le massage des « mains aimantes » lors duquel le patient est massé par deux théra-peutes à la fois). Pour atteindre la santé parfaite, il faut cependant plus qu'une remise en forme générale du corps. C'est la raison pour laquelle on vous proposera d'autres types de thérapies au cours de votre cure, tels des exercices de respiration ou de yoga ainsi que les techniques de relaxation de la méditation.

Vers la santé parfaite

■ Les traitements ayurvédiques représentent une thérapie globale qui prend en charge la vie du patient, puisqu'ils visent à rétablir son équilibre tant physique que psychique, partant du principe que de nombreuses ma-ladies sont provoquées par des pensées négatives.

Attention

Même si les méthodes ayurvédiques vous paraissent faciles à appli-quer, exercez-vous d'abord avec application et sérieux, et n'essayez pas de traiter seul des douleurs ou des maladies chroniques ou aiguës sans avoir consulté au préalable votre médecin traitant ou un thérapeute spécialisé en médecine ayurvédique. En cas de doute, tenez-vous en toujours à l'avis du médecin. S'il vous prescrit un trai-tement, vous pourrez l'accompagner à la maison d'exercices ayurvédiques.

Les indications de l'Ayurveda

Des traitements qui marchent

L'Ayurveda a déjà montré son efficacité, en particulier en guérissant des maladies dont la médecine occidentale n'arrive à traiter que les symptômes. Parmi celles-ci, on compte surtout des maladies chroniques liées au système nerveux dans lesquelles les facteurs psychiques jouent un rôle non négligeable.

● Troubles du système nerveux : difficultés d'endormissement et troubles du sommeil, céphalées de tension, migraines, dystonie neurovégétative, dépression, angoisses, douleurs cardiaques (troubles du rythme cardiaque, palpitations, tachycardie).

● Problèmes féminins : douleurs menstruelles ou dues à la ménopause, problèmes de poids (trop élevé, trop faible).

• Troubles du système cardio-vasculaire : hypertension artérielle, faiblesse du débit cardiaque, problèmes cardiaques dus à la nervosité (tachycardie, palpitations, troubles du rythme cardiaque), troubles de l'irrigation sanguine.

● Troubles de la fonction gastro-intestinale : douleurs chroniques dues à la digestion (flatulence, constipation, régurgitations acides, aigreurs, gastrite chronique, ulcère gastrique, hémorroïdes).

● Troubles du métabolisme : trop d'acides gras ou d'acide urique dans le sang, diabète, affections rhumatismales.

● Maladies dégénératives des articulations et de la colonne vertébrale : douleurs chroniques, tensions musculaires, problèmes de mobilité tels la raideur articulaire, sciatique.

● Inflammations chroniques : des sinus, des bronches

● Maladies allergiques : asthme bronchique, rhume des foins ; dermatoses : acné, psoriasis, névrodermite, eczéma.

● Maux dus au vieillissement : ostéoporose, mémoire défaillante.

Des mesures favorisant la guérison

Les traitements ayurvédiques sont aussi indiqués pour rompre une dépendance à l'alcool, au tabac ou aux médicaments. Par ailleurs, utilisées dans le cadre des soins faisant suite à une opération lourde ou une longue maladie, les mesures préconisées par l'Ayurveda favorisent la guérison totale des patients.

Auto-analyse : déterminez vous-même votre type de constitution

Chaque être humain est unique. Il est donc impossible et tout aussi dénué de sens de vouloir établir des catégories. Toutefois, dans certains domaines, on peut classer les gens, par exemple selon leur type de silhouette, leurs préférences, leurs aversions ou encore leurs habitudes comportementales. Dans l'Ayurveda, cette différenciation est une source d'informations permettant de découvrir d'éventuels déséquilibres des Doshas.

Mieux se connaître soi-même

Le test ci-après (pp. 29 à 31) sert avant toute chose à ce que vous preniez conscience de vous-même et réfléchissiez, au calme, à ce que vous êtes. Il s'agit de se rapprocher un peu de son Moi intérieur, car il est de plus en plus fréquent de devenir comme étranger à soi-même. Beaucoup de personnes ne connaissent ni leurs forces, ni leurs faiblesses, et sont incapables de savoir ce qui leur fait du bien et ce qui, au contraire, leur fait du mal.

Avant que vous ne vous lanciez dans les exercices ayurvédiques, je vous recommande donc de remplir le questionnaire suivant, de sorte :

● Que vous puissiez prendre des mesures de prévention qui correspondent exactement à votre type de constitution.

● Que vous choisissiez, en cas de maladie, un traitement ciblé.

Reconnaître ses forces et ses faiblesses

● Et que vous appreniez à mieux vous comprendre vous-même lorsque, par exemple, vous n'aimez pas certains aliments, réagissez de manière excessive à des situations données, ou encore que votre fatigue augmente à certaines périodes sans raison, et que vous vous sentez complètement abattu.

Attention !

Cette auto-analyse ne peut pas remplacer un examen approfondi par des médecins spécialisés dans l'Ayurveda qui établiront votre type de constitution exact par différenciation.

Le questionnaire

Le test suivant comprend en tout soixante affirmations dont vous aurez à établir la véracité vous concernant. Vous devrez préciser, pour chacune d'entre elles, dans quelle mesure elle se vérifie dans la réalité. Pour ce faire, vous disposez de trois catégories et d'une échelle de 0 à 6.

Votre tempérament Si vous avez des difficultés pour répondre à certaines questions, référez-vous aux sentiments les plus forts qui vous ont habité tout au long de votre vie (ou du moins ces dernières années). Il s'agit de dégager vos humeurs principales et de déterminer votre tempérament dominant. Ces remarques s'appliquent surtout aux questions d'ordre psychique.

L'évaluation

Après avoir rempli toutes les cases, additionnez vos points dans chaque tableau :

Dans le test Vátha, faites le total des points des 20 questions, puis vous ferez de même pour les tests Pitta et Kapha. Ensuite, vous comparerez les trois valeurs obtenues. L'un des types affiche-t-il un résultat largement supérieur aux autres ? Ou bien deux des types ? Ou encore, les trois types sont-ils à égalité ?

Exemples :

Pitta 80, Vátha 61 (Kapha 29)   = type Pitta-Vátha
Vátha 88 (Pitta 34, Kapha 37)   = type Vátha
Vátha 61, Pitta 64, Kapha 60   = type Vátha-Pitta-Kapha

De la page 15 à la page 21, vous avez pu découvrir les descriptions des caractéristiques principales physiques et psychiques des différents types. Le Dosha pour lequel vous avez eu le plus de points est celui qui vous influence le plus en ce moment. Lors de vos exercices, vous devez donc le prendre en compte. Si vous avez une constitution mixte, lisez attentivement ce qui concerne les deux types. Fiez-vous à votre instinct pour déterminer dans quelle mesure les affirmations vous correspondent ou non, et quels sont les exercices qui vous feront le plus de bien. Suivez votre instinct

Test Vátha

	Non			Parfois		La plupart du temps	
	0	1	2	3	4	5	6

1. J'agis vite.
2. Je n'arrive pas à apprendre par cœur et j'ai une mauvaise mémoire à long terme.
3. Je suis plein de vie et enthousiaste.
4. J'ai une silhouette fine et je grossis difficilement.
5. La nouveauté ne me fait pas peur.
6. Ma démarche est rapide et légère.
7. Je n'arrive pas à prendre de décision rapide.
8. J'ai tendance à souffrir de constipation ou de flatulence.
9. J'ai facilement les mains et les pieds froids.
10. Je suis souvent inquiet et angoissé.
11. Je supporte moins bien le temps froid que d'autres personnes.
12. Je parle vite et mes amis me disent très bavard.
13. Je suis lunatique et très sensible.
14. J'ai souvent des difficultés d'endormissement et je me réveille fréquemment la nuit.
15. J'ai la peau sèche surtout en hiver.
16. J'ai l'esprit vif, trop agité parfois ; les idées bouillonnent dans ma tête.
17. Mes mouvements sont rapides et vifs. Mon énergie surgit par poussées soudaines.
18. On peut m'énerver facilement.
19. Seul, je mange et je dors à des heures irrégulières.
20. Je suis sensible aux courants d'air.

Résultat du test :_____

Test Pitta

	Non		Parfois		La plupart du temps	
	0	1	2	3	4	5	6

1. Je me considère comme quelqu'un de très efficace.
2. Je suis très rigoureux dans tout ce que je fais et je ne perds jamais mon objectif de vue.
3. Je fais preuve d'une grande volonté et j'arrive à m'imposer facilement.
4. Par temps humide et chaud, je ne me sens pas bien et je me fatigue vite.
5. Je transpire facilement.
6. Même si je ne le montre pas toujours, je m'énerve ou me mets en colère facilement.
7. Si je saute un repas ou si je dois attendre pour manger, je me sens mal.
8. Mes cheveux ont grisonné ou sont tombés très tôt ; OU ils sont fins, soyeux et lisses ; OU ils sont roux ou à reflets roux.
9. J'ai un gros appétit et peux manger en grandes quantités.
10. Certaines personnes me trouvent têtu(e).
11. Je digère bien et j'ai tendance à souffrir de diarrhée plutôt que de constipation.
12. Je perds vite patience.
13. Je suis perfectionniste.
14. Je m'emporte facilement et j'oublie aussi facilement pourquoi.
15. J'aime les mets froids et les boissons fraîches.
16. Je suis très direct(e) et plutôt extraverti(e).
17. Je ne supporte pas les plats trop épicés ou trop chauds.
18. Je ne suis pas aussi tolérant(e) que j'aimerais l'être.
19. J'aime les défis et je suis très opiniâtre.
20. Je suis critique envers moi-même et les autres.

Résultat du test : _____

Test Kapha

	Non		Parfois			La plupart du temps	
	0	1	2	3	4	5	6

1. J'agis en général lentement et sans stress.
2. Je prends plus facilement du poids et je maigris moins vite que les autres.
3. Je suis de nature calme et posée ; je m'emporte rarement.
4. Je peux sauter un repas sans problème.
5. J'ai tendance à être paresseux, à souffrir de troubles des mucosités, de constipation chronique ou d'asthme.
6. J'ai besoin d'au minimum 8 heures de sommeil pour me sentir bien le lendemain.
7. J'ai le sommeil profond.
8. Je m'énerve rarement.
9. J'apprends plus lentement que les autres, mais j'ai une excellente mémoire à long terme.
10. Je n'ai pas de problème avec l'argent.
11. Je déteste le temps froid et humide.
12. Mes cheveux sont fournis, bruns et ondulés ou épais.
13. J'ai la peau pâle, lisse et douce.
14. J'ai une silhouette épaisse.
15. Je suis d'une nature enjouée, douce et affectueuse ; je pardonne facilement.
16. Ma digestion est régulière, même en voyage.
17. Je jouis d'une bonne endurance, d'une bonne résistance et d'un équilibre énergétique interne.
18. Je marche d'un pas lent et mesuré.
19. J'aime les grasses matinées et j'ai du mal à me mettre en route le matin.
20 - Je mange avec méthode et lenteur, de la même manière que je vis.

Résultat du test : _____

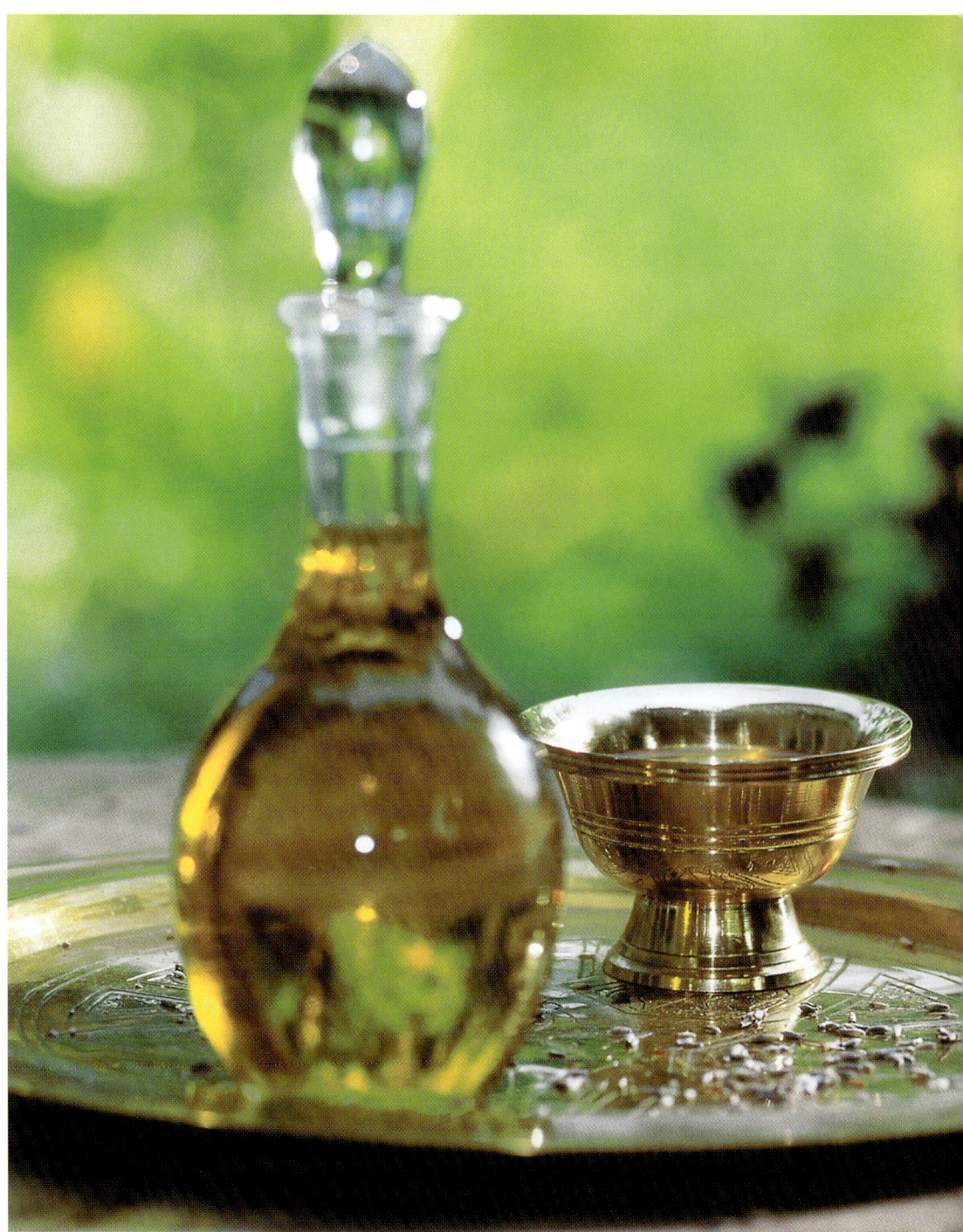

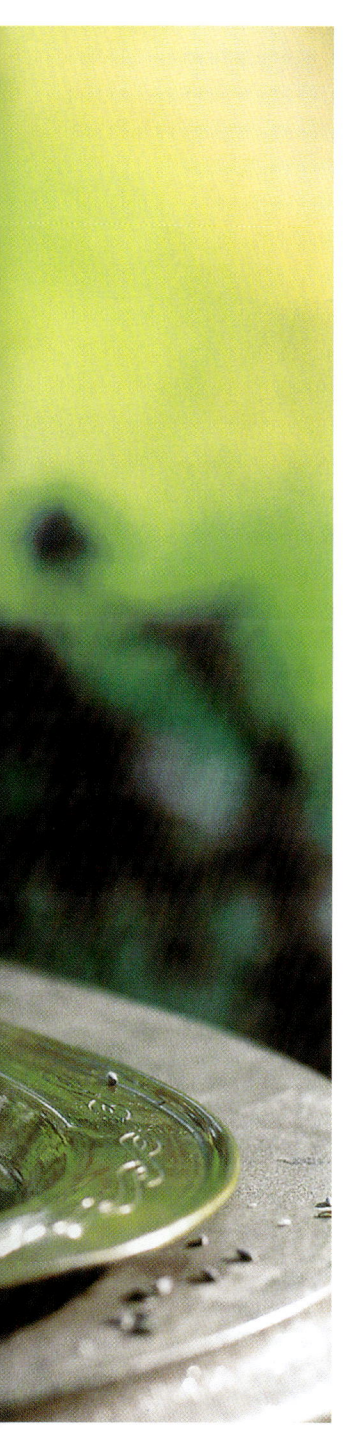

La santé, c'est l'harmonie

« Dans la médecine ayurvédique, le concept qui correspond à celui de santé est « Swastha » qui signifie « en harmonie avec soi-même ». Le Moi de la théorie védique est ce que nous sommes au plus profond de nous, c'est le domaine de la conscience silencieuse au niveau duquel l'être est en relation avec le cosmos et ne forme plus qu'un avec lui. À ce stade, l'homme, sain, a un sentiment d'identité et de plénitude intérieure ».
Ernst Schrott

Aujourd'hui, beaucoup d'entre nous ont perdu tout contact avec leur Moi profond. C'est la perte de ce savoir - la sagesse du corps et de l'âme - qui est, selon l'Ayurveda, la cause des maladies et souffrances des hommes. Les exercices de ce chapitre vous enseignent comment vous écouter de nouveau vous-même.

Pratiques thérapeutiques et hygiéniques de l'Ayurveda

La santé - harmonie des forces

Les écrits védiques, qui nous ont été transmis par le passé, affirment qu'il y a en chacun d'entre nous une source de santé parfaite. Ce lieu sacré se trouverait dans les couches les plus profondes de notre conscience. C'est uniquement lorsque nous atteignons le calme et la sérénité que nous pouvons trouver le chemin qui y mène. L'enseignement ayurvédique nous montre comment y parvenir. En rééquilibrant vos bioénergies, vous ferez déjà un énorme pas dans cette direction, puisque la santé correspond à l'harmonie des forces que sont Vátha, Pitta et Kapha. L'équilibre des trois Doshas est donc la préoccupation principale des pratiques hygiéniques et thérapeutiques ayurvédiques.

Vous trouverez, dans les pages suivantes, les différentes méthodes existantes. Ces techniques, que vous pouvez pratiquer à la maison sans problème, ont été réparties en deux groupes, comme c'est le cas dans les cures ayurvédiques : les techniques de purification (ci-dessous) et celles de régénération (p. 42). J'ai consacré ensuite un chapitre entier à un troisième domaine important : l'alimentation (p. 71). Vous y trouverez des conseils pour vous nourrir sainement de même qu'un régime adapté à votre type de constitution.

La purification

Détoxication du corps

Étant donné qu'il est nécessaire de détoxiquer votre corps avant d'envisager toute autre mesure, une cure de dix jours vous est recommandée pour vous débarrasser de l'Ama, c'est-à-dire de l'ensemble des dépôts dus au métabolisme. En général, cette thérapie consiste en l'allégement de l'alimentation et le renforcement des fonctions digestives. Si vous entreprenez une véritable cure ayurvédique en tant que pensionnaire dans un établissement ou via un traitement ambulatoire, ce régime est aussi une entrée en matière conseillée.

Éliminer l'Ama à la maison

Pendant dix jours, nourrissez-vous de la manière suivante :

● Le matin : au lever, buvez un verre d'eau bouillie chaude, mélangé avec une cuillère à café de jus de citron fraîchement pressé et 1 à 2 c. à café de bon miel. Attention, le miel ne doit pas trop chauffer, sous peine de perdre ses qualités nutritives. Vous n'êtes pas obligé de prendre de petit-déjeuner. Toutefois, si vous avez très faim, vous pouvez boire un jus de fruits fraîchement pressé ou manger des toasts.

Comment se nourrir

● Le midi : vous mangerez un repas chaud léger jusqu'à ce que vous n'ayez plus faim. Veillez à bien repérer le moment où vous êtes rassasié, cela vous évitera de trop manger. Déjeunez, si possible, dans une atmosphère calme et restez encore assis tranquillement dix minutes après votre dernière bouchée.

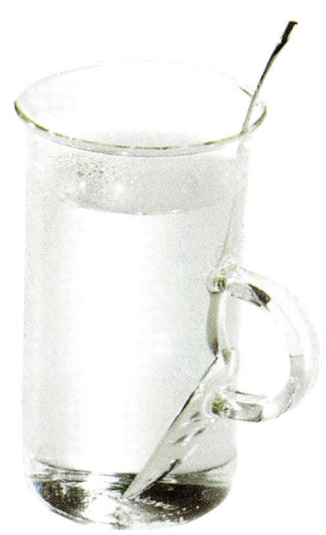

Eau chaude

● Le soir : vous pouvez ne pas dîner. Si vous avez trop faim, prenez un jus de fruits fraîchement pressés comme au petit-déjeuner ou encore une soupe aux légumes, aux céréales ou au riz. Vous pouvez aussi manger du riz avec des légumes. Votre dîner doit obligatoirement avoir lieu entre 18 et 19 heures.

● Les encas : ne mangez pas entre les repas principaux. Toutefois, si vous avez très faim, il vous est permis de boire un jus de fruits fraîchement pressés.

● L'eau chaude : pour stimuler votre métabolisme et éliminer l'Ama, l'absorption d'eau chaude tout au long de la cure est déterminante. Toutes les demi-heures, buvez-en par petites gorgées. L'eau doit être chaude, mais à une température à

Boire de l'eau chaude

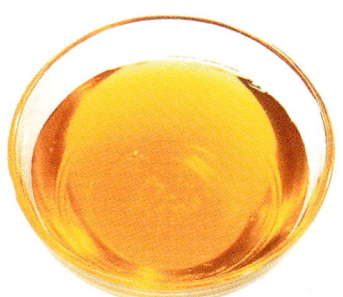

Miel

laquelle vous pouvez la boire sans vous brûler (gardez-la dans une Thermos). Pour la quantité, obéissez à votre soif. La plupart du temps un demi-verre suffit. Faites bouillir l'eau pendant au moins dix minutes. Cela en améliorera le goût et elle pénétrera plus facilement les cellules corporelles.

► Pendant votre cure, évitez les fritures et les viandes rôties, les aliments gras et acides, les crudités, les céréales non préparées, le poisson, la viande de porc et de bœuf, le fromage, le fromage frais, le yaourt et autres produits à base de lait caillé ainsi que les sucreries.

► Les aliments recommandés en cours de cure sont les suivants : le riz blanc (basmati), les légumes verts à feuilles, les carottes, les betteraves rouges, le soja, toutes les sortes de pains rassis (épeautre), les salades fraîches – en petite quantité –, les soupes de légumes et de céréales.

Attention !

Au bout de dix jours, reprenez lentement votre alimentation normale. Pour ce faire, reportez-vous au chapitre traitant de l'alimentation (p. 71) et aux aliments et aux épices qui y sont mentionnés.
En outre, il est recommandé de continuer à boire de l'eau bouillie encore chaude toutes les heures ou toutes les deux heures.

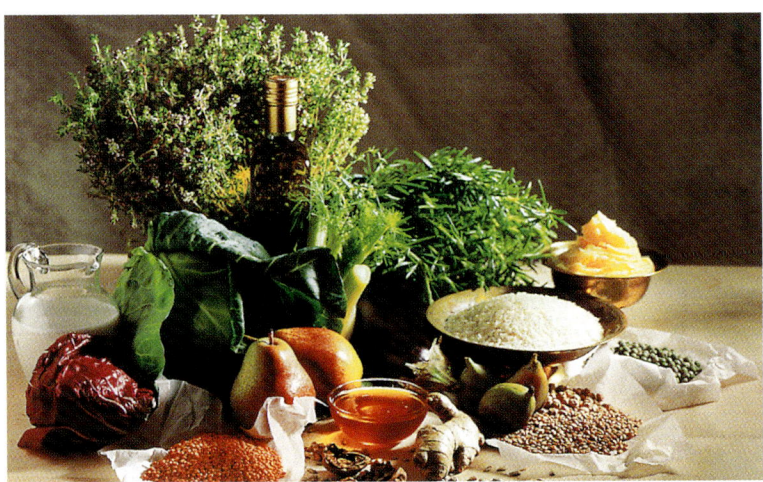

Choix d'aliments que vous devriez manger pendant votre cure

Se masser de la tête aux pieds

Pour éliminer les toxines et les dépôts de l'organisme, l'Ayurveda conseille aussi un traitement externe sous la forme de massages réguliers. Cette technique stimule non seulement la circulation sanguine, mais aussi le flux lymphatique, ce qui accélère le transport de l'Ama hors du corps. En utilisant des huiles végétales pour se masser, on fait encore pénétrer, via la peau, des substances nutritives très importantes dans l'organisme. Enfin, les massages revigorent et rééquilibrent. Ils font autant de bien au corps qu'à l'âme et à l'esprit. C'est la raison pour laquelle on les utilise pour accompagner la cure de purification (Panchakarma, voir p. 34). Si vous vous soignez chez vous, faites-vous vous-même un massage au moment de votre toilette matinale.

Se masser régulièrement

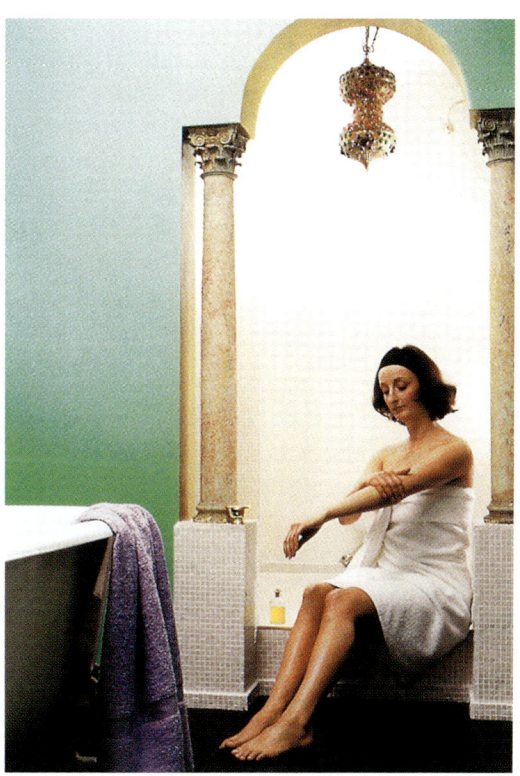

Massage à l'huile

Les massages effectués avec de l'huile sont recommandés au quotidien pour les personnes de constitution Vátha. En revanche, les personnes de type Pitta et Kapha ne doivent en faire que deux à trois fois par semaine. Utilisez de l'huile de sésame pressée à froid, de bonne qualité. Si vous êtes de type Pitta ou que vous avez la peau sensible, prenez alternativement de l'huile d'olive, de coco ou d'amande douce. Toutes ces huiles se vendent en pharmacie ou dans les magasins de produits «bio».
Avant la première utilisation, vous devez préparer votre huile :
● Faites-la chauffer lentement dans une casserole jusqu'à ce qu'elle atteigne environ 110 °C. Pour contrôler la température, utilisez un thermomètre ou versez une à deux gouttes d'eau dans l'huile chaude.

Faire pénétrer l'huile doucement

Préparation de l'huile

Dès que la température sera atteinte, les gouttes d'eau éclateront en faisant du bruit. Votre huile sera alors « mûre ». Elle se prêtera mieux aux massages et se conservera plus longtemps. Préparez une grande quantité d'huile (100 à 200 ml) et gardez-là dans une bouteille en verre. Avant de vous masser, versez un peu d'huile dans une coupelle. Réchauffez-la au bain-marie jusqu'à ce qu'elle atteigne la température du corps. L'huile chaude est plus agréable et elle pénètre plus facilement dans la peau.

Le matin, un massage avec de l'huile

▶ Massez-vous le matin avant de vous doucher ou de prendre un bain.

● Asseyez-vous sur un tabouret ou à même le sol (sur un tapis ou une serviette de bain !).
● Ensuite, enduisez-vous d'huile de la tête aux pieds. Avant que vous ne commenciez le massage à proprement parler, l'huile aura déjà pénétré dans votre peau.
● Chaque mouvement, qu'il soit longitudinal ou circulaire, doit être répété au moins trois fois.
● Après vous être enduit tout le corps d'huile, commencez par vous masser lentement le cuir chevelu. Pour ce faire, posez le bout de vos doigts sur votre cuir chevelu et faites comme si vous vous laviez les cheveux. Massez-vous lentement et avec soin, depuis la nais-

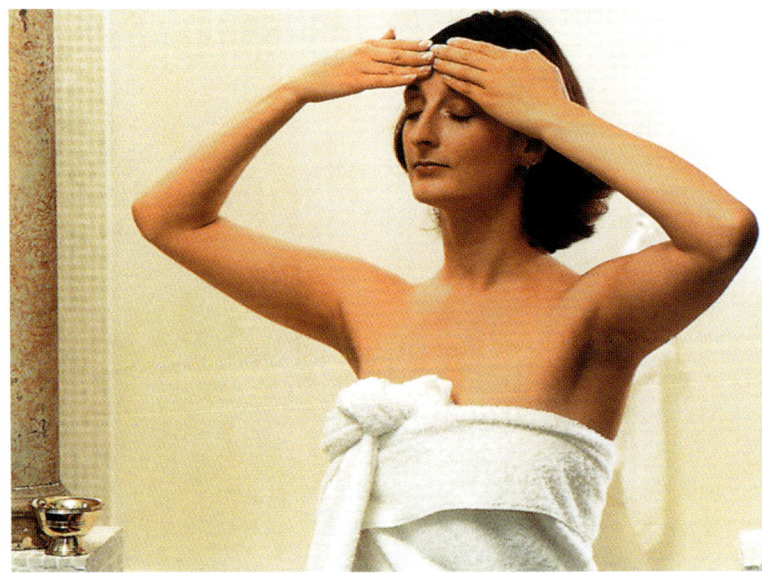

Lisser le front du bout des doigts

Tête sance des cheveux sur le front, sur les côtés et puis en arrière du haut de la tête jusqu'à la nuque.

● Ensuite, massez-vous les deux oreilles en même temps : prenez vos lobes entre le pouce et l'index,

Oreilles et faites des mouvements doux de va-et-vient avec le pouce.

● Puis posez le bout des doigts sur votre front de sorte qu'ils se rencontrent au centre de celui-ci. Là,

Front tirez-les vers l'extérieur, en appuyant légèrement, jusqu'aux tempes où vous terminerez avec des mouvements circulaires.

● Après les tempes, descendez le long de vos joues jusqu'au menton, tout en décrivant des cercles.

Menton ● Sur le menton, procédez comme au niveau du front. Ensuite, posez les deux index de chaque côté de votre nez et massez-en les ailes doucement en montant et descendant.

● Il vous reste à vous masser le cou et la nuque. Pour la nuque, posez les mains sur vos épaules, remontez en appuyant, jusqu'à la nais-

Nuque, cou sance des cheveux, puis descendez, à plusieurs reprises. Pour le cou, passez doucement une main puis l'autre sur votre peau en partant du bas, à la hauteur des clavicules et en remontant jusqu'au menton.

● Passez aux bras maintenant : massez-vous énergiquement et faites des mouvements circulaires au niveau des articulations. Commencez par le bras droit, puis faites

le gauche. Décrivez des cercles au niveau de l'épaule, puis montez et descendez le long du bras. Faites de nouveau des cercles au niveau du coude, puis montez et descen- Masser avec dez le long de l'avant-bras. Après force avoir dessiné des cercles au niveau du poignet, prenez chaque doigt, l'un après l'autre, depuis la base et massez-les doucement jusqu'au bout des ongles.

● Pour la poitrine, pratiquez par mouvements circulaires doux. Les femmes se masseront autour des Masser en seins. Faites des mouvements doux douceur de va-et-vient sur le sternum.

● Enfin posez la main droite à plat sur votre ventre pendant que la main gauche repose sur le côté de votre corps, et faites des mouvements circulaires dans le sens des aiguilles d'une montre. Décrivez d'abord sur votre peau des cercles De doux petits, puis de plus en plus grands mouvements jusqu'à ce que vous englobiez tout circulaires l'abdomen.

Pour finir, reposez la main droite et recommencez avec la main gauche.

● Passons au massage du dos et des fesses. Si vous vous massez vous-même, vous ne pourrez vous occuper que du bas de votre dos. Levez-vous et plaquez-vous les paumes des mains sur le bas du dos que vous masserez énergiquement de haut en bas. Massez-vous ensuite les fesses en suivant les mêmes mouvements.

Massage énergique

● Pour les jambes, vous pouvez vous rasseoir. Procédez comme avec vos bras : massez-vous d'abord la jambe droite, puis la gauche. Au niveau du genou et de la cheville, faites des mouvements circulaires et au niveau des muscles de la cuisse et du mollet, massez énergiquement de haut en bas.

Les zones réflexes du pied

● On termine par les pieds. Exécutez ce dernier massage avec un soin particulier, car les pieds abritent des zones réflexes très importantes. Commencez par le pied droit. Posez une main sur le dos du pied et l'autre sur la plante. Massez doucement depuis les orteils, en remontant vers la cheville, puis glissez de nouveau jusqu'au bout du pied.

Ensuite, placez les deux pouces l'un à côté de l'autre sur la plante de votre pied dans la région du talon. Frottez énergiquement en décrivant des spirales et en remontant en direction des orteils. Quand vous les aurez atteints,

Le talon

faites redescendre vos pouces vers le talon en appuyant fermement.

Maintenez alors votre pied d'une main et massez chaque orteil séparément : frictionnez chacun d'eux en partant de sa base jusqu'à son bout. Puis tirez prudemment dessus.

Les orteils

Il vous reste ensuite à masser l'espace situé entre les orteils : pendant que vous soutenez votre pied d'une main, prenez les petites « palmures » entre l'index et le pouce de l'autre main. Appuyez un peu et tirez la peau fermement en direction de la pointe de votre pied.

▶ Ce massage complet doit durer environ dix minutes. Après, attendez encore cinq minutes pour laisser à l'huile le temps de pénétrer votre corps. Puis il est conseillé de prendre un bain ou une douche chaude. L'eau ne doit pas être bouillante et le savon doit être doux de sorte qu'il reste un léger film d'huile sur la peau pour lutter contre Vátha et maintenir les muscles au chaud.

Prenez votre temps

Avertissement

Pendant les trois premiers jours des règles, il est déconseillé aux femmes de pratiquer des massages à l'huile. Par ailleurs, même si cela est rare, certaines peaux sensibles peuvent être irritées par l'huile de sésame. Il est alors conseillé d'utiliser une autre huile pour le massage (huile d'olive, de coco ou d'amande douce...).

Le massage à sec

Plus efficace

La friction du corps avec un gant de bourrette de soie représente une alternative plus énergique au massage à l'huile.

Ces gants peuvent s'acheter en pharmacie ou dans les boutiques spécialisées, voire être commandés.

Le massage à sec stimule énormément la circulation sanguine, le métabolisme et le tissu conjonctif. Il est donc particulièrement adapté aux personnes qui ont la peau grasse, souffrent d'un excès de poids ou d'un métabolisme lent. Ainsi, il est recommandé aux constitutions Kapha d'avoir plus souvent recours au massage au gant qu'au massage à l'huile. De même, si vous avez le sentiment que votre corps a besoin d'une stimulation plus intense, par exemple, lors d'une cure de purification au printemps, à la suite d'une maladie ou après la prise de médicaments, tels que des antibiotiques, préférez ce type de massage. La méthode est la même que pour le massage à l'huile (voir p. 37). Procédez à un massage au gant le matin, au lever, pendant environ quatre minutes. Après, il est conseillé de prendre un bain chaud de dix minutes pour favoriser l'élimination des dépôts et toxines.

Le matin, juste avant un bain

Attention

Étant donné que le massage à sec stimule beaucoup la circulation sanguine, les personnes souffrant de troubles circulatoires doivent l'utiliser avec prudence. Et même si vous n'êtes pas dans ce cas, il est recommandé de rester modéré : les deux premières semaines, n'effectuez sur chaque partie de votre corps qu'une dizaine de mouvements dans un sens puis dans l'autre. Ensuite, vous pourrez passer à vingt passages, puis à trente, jusqu'à quarante.

La régénération

Les rituels de purification stimuleront un certain nombre de changements dans votre organisme et vous pourrez approfondir ce processus en prenant les mesures précisées ci-après. En médecine ayurvédique, un être régénéré est un être qui a rétabli et stabilisé l'équilibre de ses Doshas.

En pratiquant régulièrement les exercices proposés, vous vous rapprocherez du calme intérieur et du lieu sacré de la santé parfaite. Vous vous sentirez plus équilibré et satisfait qu'auparavant. Au quotidien, vous ne vous laisserez plus emprisonner dans des situations stressantes qui vous épuisent ou vous rendent malade.

Trouver le calme intérieur

Des mouvements sains

Le mouvement est très important pour l'Ayurveda qui recommande des activités naturelles et des exercices corporels particuliers.

Il ne s'agit pas de transpirer en faisant de la musculation intensive. Nul n'est besoin de s'acharner et d'épuiser ses réserves d'énergie. Faites au contraire des mouvements légers, agréables et naturels qui vous redonnent des forces.

L'idéal ayurvédique en matière de sport, c'est l'équilibre et l'harmonie du corps et de l'esprit. Les promenades dans la nature sont ainsi très recommandées puisqu'il s'agit d'une activité naturelle qui équilibre les Doshas.

Il faut savoir que tous les sports ne conviennent pas de la même manière à toutes les constitutions ayurvédiques. Le tableau de la page 43 précise les activités physiques recommandées en fonction des types.

Facile et agréable

Découvrez votre sport idéal

Les exercices des trois Doshas

L'Ayurveda recommande les mouvements qui favorisent l'équilibre des énergies Vátha, Pitta et Kapha. Les exercices corporels et de respiration présentés dans les pages suivantes sont des exercices de base que l'on appelle «exercices des trois Doshas».

Ils se composent:
● Du salut au soleil: un exercice qui comprend des mouvements d'étirement, d'assouplissement et d'équilibre.
● D'un ensemble d'exercices de yoga simples.
● De divers exercices de respiration faciles issus du yoga.

▶ Le meilleur moment pour pratiquer, c'est le matin, après le bain ou la douche. Prévoyez une demi-heure environ avant le petit-déjeuner pour faire vos exercices dans le calme.

Le mouvement favorise l'harmonie

Pratique matinale

Vous avez le choix

Type Vátha	Type Pitta	Type Kapha
Yoga	Ski	Haltérophilie
Danse (clas-sique)	Marche rapide ou jogging	Tennis
Aérobic	Voile	Football
Promenades	Équitation	Course
Randonnée courtes	Randonnée	Danse
Vélo	Alpinisme	Aérobic
	Natation	Aviron
		Escrime

Attention

Soyez prudent : tenez compte de votre rythme et de votre agilité. Il est nécessaire que vous consacriez suffisamment de temps à chaque cycle (deux à trois minutes). Avec la pratique, vous aurez besoin de moins en moins de temps, parce que les postures vous seront moins difficiles à réaliser. Procéder progressivement vous évitera claquages et fatigue excessive qui peuvent facilement arriver si vous bougez peu au quotidien et ne pratiquez d'ordinaire aucune activité physique pour compenser.

Le salut au soleil

Cet exercice se compose de douze postures qui forment une suite continue et harmonieuse.

L'effet de ces postures est intensif et touche tout le corps. Les étirements favorisent la relaxation musculaire et la souplesse articulaire. En outre, les différents mouvements ont un effet de massage sur des organes internes et ils activent la circulation sanguine. Maux de dos, raideur articulaire ou insuffisance veineuse s'améliorent peu à peu grâce à cet exercice.

Un mouvement relaxant

Si vous le faites régulièrement, vous constaterez en plus que votre esprit évoluera en même temps que votre corps : un sentiment d'harmonie bienfaisant vous envahira peu à peu.

Le contrôle de votre respiration vous aidera à prendre complètement conscience de la fluidité des mouvements de votre corps.

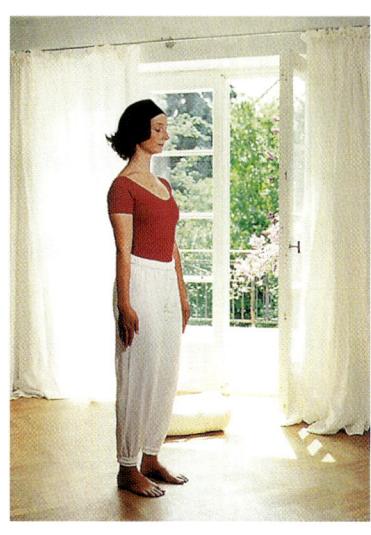

Position du salut

1 Le salut : vous êtes debout et bien droit. Vos genoux sont légèrement fléchis et vos pieds sont écartés l'un de l'autre (voir photo). Joignez alors les paumes devant votre poitrine, repliez les bras et appuyez légèrement avec vos pouces au centre de votre poitrine (sternum).

● Cette posture vous permet de faire le plein d'énergie et d'augmenter votre concentration. Prenez quelques secondes pour en prendre conscience, tandis que vous inspirez et expirez calmement.

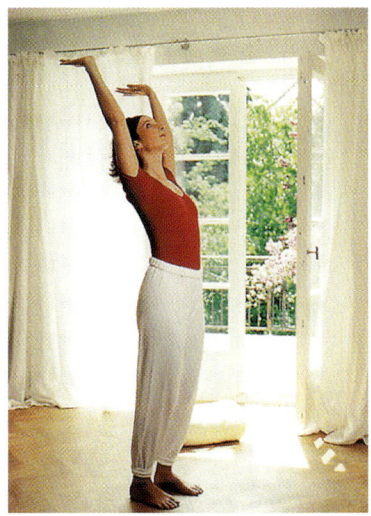

Lever les bras

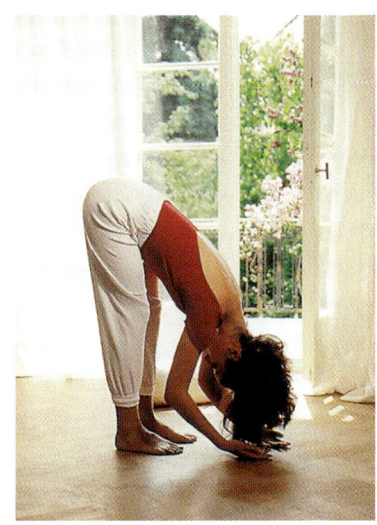

Toucher le sol

2 Lever les bras : inspirez par le nez et levez lentement les bras au-dessus de votre tête, tout en étirant votre dos en arrière. Suivez des yeux le mouvement de vos bras jusqu'à ce que votre regard se fixe vers le haut. Détendez le cou et respirez régulièrement.

● Veillez à ne pas trop vous pencher en arrière. Il faut que la posture reste agréable.

● Gardez cette position pendant quelques secondes en vous détendant et en vous concentrant sur vos sensations corporelles.

3 Toucher la terre : tout en expirant par la bouche, faites revenir votre buste lentement à la position verticale puis basculez en avant en gardant le dos droit le plus longtemps possible, jusqu'à ce que vos bras et votre tête pendent, détendus, vers le bas.

● Fléchissez légèrement les genoux.

● Respirez calmement. Plus vous vous entraînerez et plus vous serez souple.

● Après beaucoup de pratique, vous serez capable de poser vos deux mains à plat sur le sol ou encore de prendre vos chevilles dans les mains et de coller la tête à vos genoux.

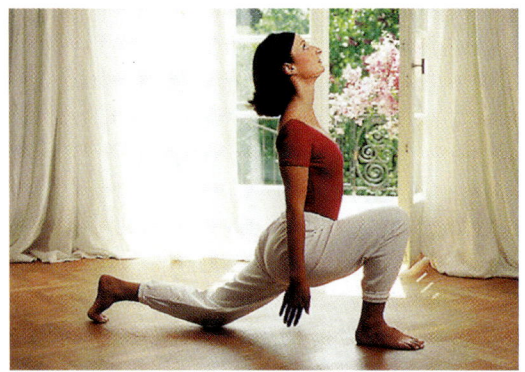
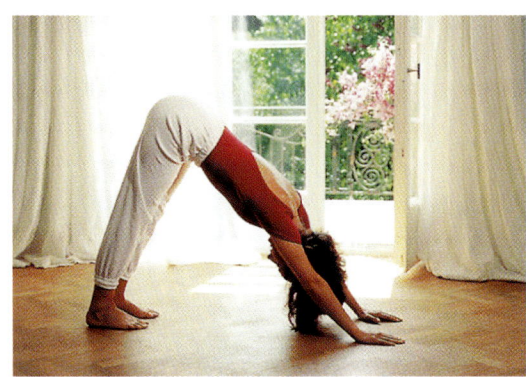

Position du cavalier

4 La posture du cavalier : tout en inspirant, descendez maintenant lentement en position accroupie et étendez la jambe gauche en arrière jusqu'à ce que le genou gauche touche le sol. Votre jambe droite vous sert d'appui.

● Appuyez-vous sur les mains pour prendre cette posture.

● Lâchez ensuite le sol pour redresser le dos. Regardez vers le haut.

● Quand vous serez entraîné à cet exercice, vous pourrez lever un peu le genou gauche de sorte que seules la pointe de vos pieds et vos paumes toucheront le sol.

● N'oubliez pas de contrôler votre respiration : inspirez et expirez calmement.

5 La posture de la montagne : appuyez de nouveau les paumes au sol et étirez la jambe droite en arrière, à côté de la gauche, tout en expirant. Là, hissez les fesses et les hanches vers le haut. Enfoncez les talons dans le sol et étirez l'arrière de vos jambes. Votre tête pend, relâchée, entre vos bras.

● Continuez de respirer calmement et régulièrement.

● Restez dans cette posture pendant quelques secondes et concentrez-vous sur votre corps.

Position de la montagne

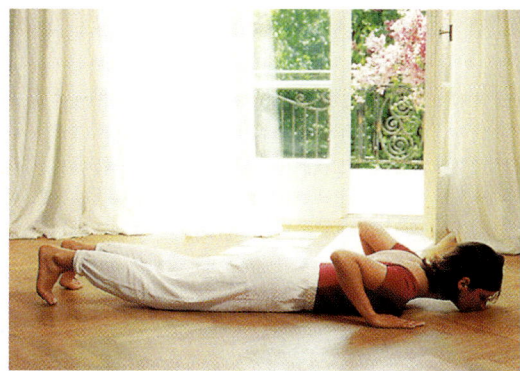
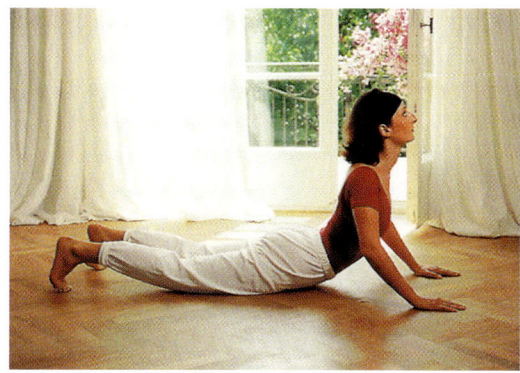

Position des
huit points

6 La posture des huit points : sur une expiration, placez lentement votre corps en position allongée. Posez d'abord les genoux à terre, puis faites basculer le reste de votre corps étendu jusqu'à ce que votre poitrine et votre menton touchent, eux aussi, le sol.

● Huit points de votre corps sont alors en contact avec la terre : les orteils, les genoux, la poitrine, les mains et le menton.

● Au début, cette posture peut vous paraître très difficile, mais il suffit d'un peu d'entraînement pour la réussir sans problème.

● Veillez à respirer régulièrement.

7 La posture du cobra : Tout en inspirant, enfoncez votre bassin dans le sol et montez lentement le buste vers le haut en vous appuyant sur vos bras.

● Pendant la montée, penchez la tête en arrière en pliant la nuque.

● Ce faisant, inspirez et expirez calmement et régulièrement.

● Cette posture provoque une ouverture de votre poitrine qui stimule votre respiration. Prenez-en conscience.

Position du
cobra

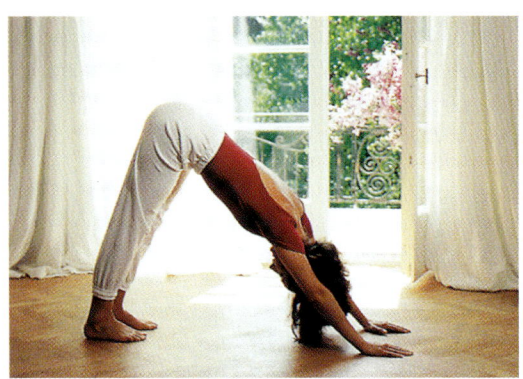

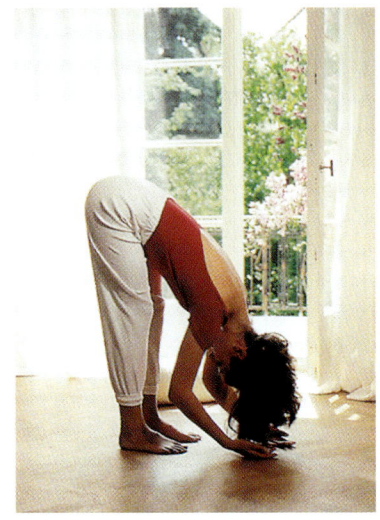

Position de la montagne

8 Posture de la montagne : en expirant, faites remonter vos fesses vers le haut de sorte à reprendre la position n° 5.

Toucher le sol

10 Toucher le sol : alors que vous expirez de nouveau, ramenez la jambe droite à vous, et levez lentement les fesses vers le haut.
● Vos deux jambes sont tendues, votre colonne vertébrale est droite et votre tête pend entre vos bras.
● Cette posture correspond à la posture n° 3.

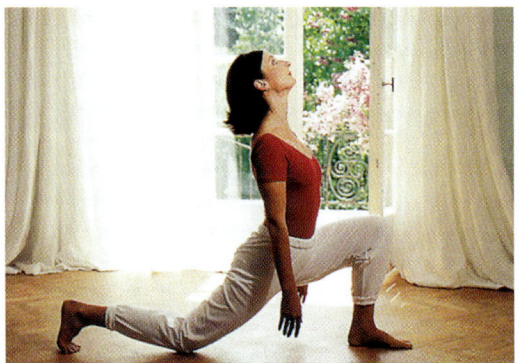

Position du cavalier

9 Posture du cavalier : à l'inspiration suivante, répétez la position n° 4, mais cette fois en pliant la jambe gauche en avant entre vos bras, tandis que vous étirerez la jambe droite en arrière. Vous touchez le sol avec le genou droit.

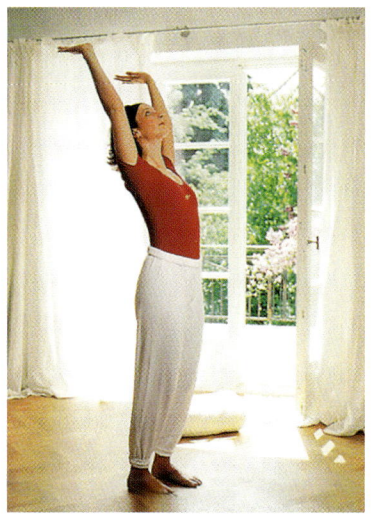

Lever les bras

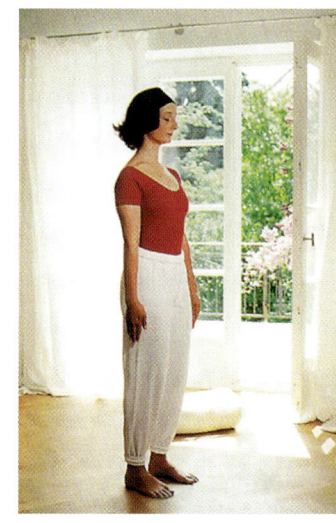

Position du salut

11 Lever les bras : répétez maintenant la posture n° 2.
● En inspirant, levez les deux bras en même temps vers le haut. Pour vous redresser, le mouvement doit venir du haut du dos et du bassin et non de la tête ou du cou.
● Tout en regardant vers le haut, respirez régulièrement avec calme.

12 La posture du salut : répétez la posture n° 1.
● En expirant, replacez lentement le buste à la verticale. Le mouvement doit venir du bassin et du buste, la tête devant suivre.
● Respirez lentement et régulièrement.
● Regardez en avant et jouissez pendant un instant de vos nouvelles sensations corporelles.

Cette dernière posture conclut le salut au soleil. L'ensemble des postures doit être répété entre deux et six fois. Cependant, avant de recommencer le salut, prenez toujours le temps de faire calmement quelques respirations lentes.

Les exercices de yoga lient le corps et l'esprit

Les exercices de yoga suivants font partie de l'enseignement de base de l'Ayurveda. Ce sont des postures du corps (Asanas) qui correspondent à des exercices d'étirement, de flexion, de torsion et de relaxation. Chacune de ces postures a des effets thérapeutiques précis :

Les positions assises favorisent le redressement de la colonne vertébrale et un bon maintien, tandis que les flexions et les étirements stimulent la digestion et augmentent la souplesse de la colonne vertébrale. Les positions de repos et les exercices de respiration ont pour objectif d'éveiller l'esprit et de rendre plus réceptif aux effets des autres exercices.

Les meilleurs moments pour pratiquer sont le matin ou la fin d'après-midi. Chaque suite d'exercices prend de dix à quinze minutes.

La tête sur le genou

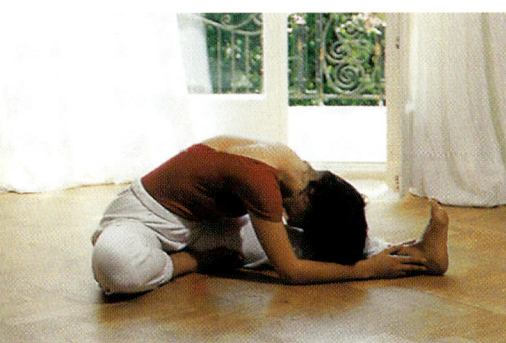

Attention !

Pratiquez les exercices proposés lentement et prudemment. Ne forcez pas votre corps. Plus vous vous entraînerez et plus les postures deviendront faciles à réaliser. Respirez de manière à ce que votre respiration vous facilite les mouvements. Il est donc exclu de retenir son souffle en cours d'exercice ou de ne pas inspirer suffisamment d'air. Dès que vous sentez que vous êtes à bout de force ou qu'une posture vous est trop difficile, arrêtez vos exercices en prenant la position de repos.

La tête sur le genou (une minute)

● Asseyez-vous et écartez vos jambes étendues. Vos pieds sont recourbés, les orteils tirés dans la direction de votre tête ce qui fait que l'arrière de vos jambes et de vos talons est tendu.
● Les femmes replieront la jambe droite et les hommes la jambe gauche. Vous placerez ensuite la plante de votre pied contre la face interne de la cuisse de votre jambe étendue.
● Tout en inspirant, étendez les bras vers le haut, au-dessus de votre tête. Puis, en expirant, recourbez le corps sur votre jambe étendue, de telle sorte que votre front touche votre genou (voir photo

p. 50). Gardez le dos bien droit (pas de dos rond !). Si cela vous est difficile, vous pouvez replier légèrement le genou. Cela détendra le bas de votre dos.

● Restez dans cette position pendant plusieurs respirations. Ensuite, en inspirant, remontez le buste. Changez ensuite de jambe et recommencez l'exercice de l'autre côté.

Posture de la charrue (15 secondes à 1 minute)

● Vous êtes allongé en position de repos sur le dos, les bras détendus de chaque côté de votre corps (1). Soulevez les jambes en les gardant les plus tendues possibles et montez-les vers le haut, puis faites-les passer derrière votre tête jusqu'à ce que vos orteils touchent le sol (2). Faites glisser les jambes en arrière aussi loin que vous le pouvez, jus-

qu'à ce que votre menton vous touche la poitrine.

● Croisez alors les bras sous votre tête (3) ou étendez-les au sol, et restez une minute dans cette posture en inspirant et expirant lentement.

● Quittez ensuite la posture en expirant : pliez les genoux et soutenez le bas de votre colonne vertébrale avec vos deux mains.

Posture de la charrue 2

Posture de la charrue 1

Posture de la charrue 3

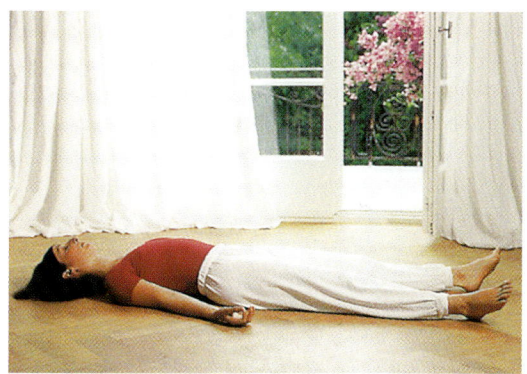

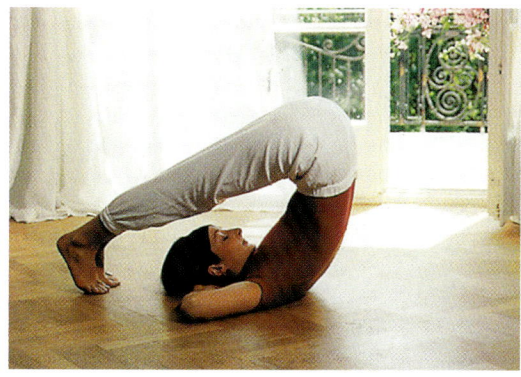

Déroulez ensuite lentement votre dos, vertèbre par vertèbre, jusqu'à ce qu'il soit à plat sur le sol. Ce faisant, vos jambes doivent être pliées et votre tête doit se maintenir à terre.

● Reposez-vous un instant dans cette position finale.

La posture du cobra (30 secondes à 1 minute)

● Allongez-vous sur le ventre, repliez les bras de sorte à poser les paumes à plat sur le sol, contre votre corps, à hauteur des épaules. Votre front touche le sol (1).

● Tirez ensuite les jambes vers l'arrière et le front vers l'avant. Cela provoquera un étirement de votre colonne vertébrale.

● Puis, penchez très lentement la tête en arrière en poussant le menton en avant. Enfin, levez la tête et le buste en vous appuyant sur vos bras. Votre nombril doit rester

Le cobra (1) collé au sol (2).

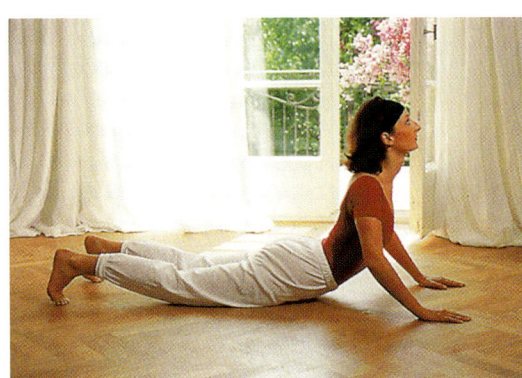

Le cobra (2)

● Demeurez quelques secondes dans cette posture : votre poitrine et votre dos sont en extension. Respirez avec lenteur et régularité.

● Ensuite, faites glisser votre buste vers le bas et allez toucher le sol avec le menton, puis recourbez la tête de sorte que ce soit de nouveau votre front qui repose à terre.

● Détendez-vous durant plusieurs respirations dans une position agréable avant de recommencer l'exercice.

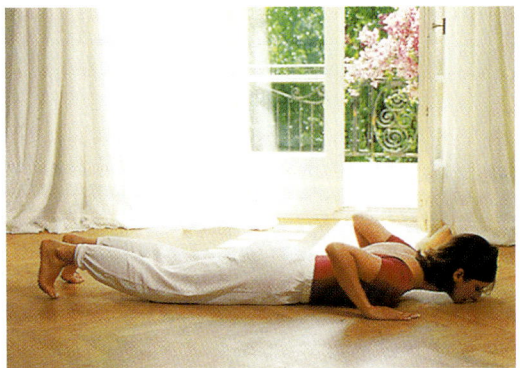

La torsion
(une minute environ)

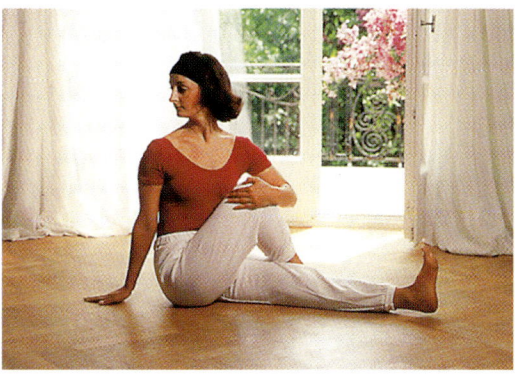

- Asseyez-vous, le dos bien droit et les jambes tendues devant vous. Repliez le genou droit en posant le pied à plat sur le sol, puis tirez la jambe repliée contre votre buste. Votre jambe gauche reste étendue.
- Posez ensuite la main droite en appui par terre derrière vous et attrapez votre genou droit par l'extérieur, avec le bras gauche (1).
Vous pouvez intensifier l'exercice en faisant passer votre jambe droite par-dessus la gauche (2).

La torsion (1)

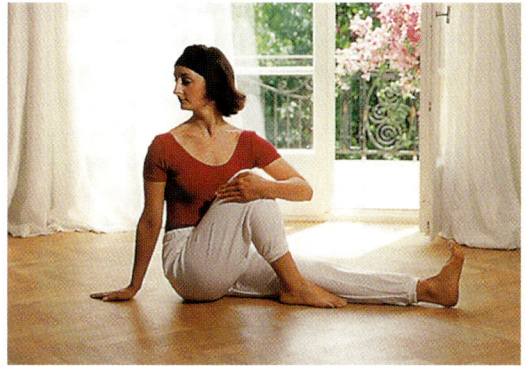

La torsion (2)

- Dans cette posture, inspirez en soulevant la poitrine et en tirant la colonne vertébrale vers le haut. Puis expirez tout en vous tournant vers la droite. Le mouvement de torsion doit venir du coccyx. Votre tête doit suivre.
- Respirez calmement et régulièrement. Restez un moment dans cette position puis relâchez lentement.
- Ensuite, recommencez avec l'autre jambe.

La position de repos (une à deux minutes)

● Allongez-vous, le dos bien à plat sur le sol.
● Étendez les jambes et relâchez les pieds vers l'extérieur (photo).
● Détendez votre tête, votre cou, vos épaules et vos hanches. Relâchez les bras de chaque côté de votre corps, les paumes tournées vers le ciel.
● Fermez les yeux, et respirez calmement et régulièrement.

Position de repos

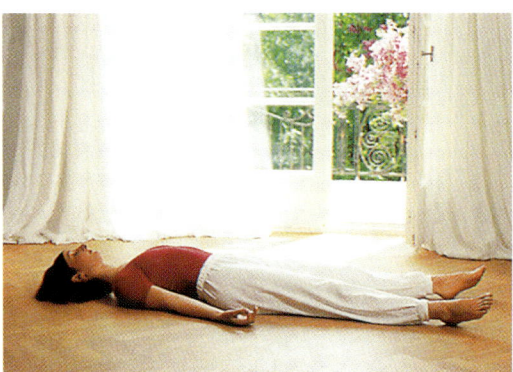

La respiration contrôlée (Pranayama)

Dans l'Ayurveda, respirer correctement est d'une grande importance, car cela joue sur le bien-être. Les exercices de respiration font partie des méthodes de base pour rééquilibrer les Doshas.

Pour équilibrer son rythme respiratoire, il est ainsi recommandé de s'exercer à faire passer l'air par une narine, puis par l'autre. C'est la respiration contrôlée (Pranayama) qui a deux effets principaux :

● D'une part, elle calme le système nerveux. Après l'exercice, vous vous sentirez nettement plus relaxé.

● D'autre part, la technique de respiration Pranayama favorise la rencontre des contraires dans l'être. En effet, la tradition indienne veut que la narine et les voies respiratoires de droite soient reliées au principe actif de la rationalité, tandis que la narine et les voies respiratoires de gauche représentent le principe passif de l'émotion. Ces principes sont les deux pôles de notre vie que nous pouvons mettre en harmonie via la respiration, de sorte qu'aucun des deux ne devienne plus faible que l'autre.

Harmonisation

Exercice de respiration

Pratiquez cet exercice deux fois par jour, le matin et le soir, pendant cinq minutes.

- Asseyez-vous confortablement, le dos bien droit, sur une chaise ou en tailleur par terre. Veillez à ce que votre ventre et votre poitrine ne soient pas comprimés par des vêtements trop serrés.

- Fermez les yeux et commencez par faire plusieurs respirations profondes. Concentrez-vous et dirigez toute votre attention sur votre respiration.

- Posez ensuite votre pouce droit sur l'aile droite de votre nez et fermez la narine droite en appuyant légèrement (1) dessus.

- Expirez lentement par la narine gauche. Puis faites une pause.

- Après quelques secondes, votre corps vous demandera d'inspirer de nouveau.

- Obéissez-lui et inspirez par la narine gauche, puis fermez-la avec le majeur et l'annulaire droit. Au même moment, ouvrez la narine droite et expirez l'air que vous venez d'inspirer (2). Faites de grandes et lentes respirations par la narine droite. Puis faites de nouveau une courte pause.

- Inspirez par la narine droite, puis fermez-la de nouveau avec le pouce et expirez via la narine gauche.

Respirer sans effort

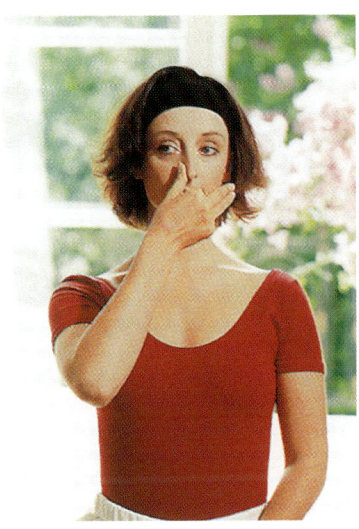

Position de la main n° 1

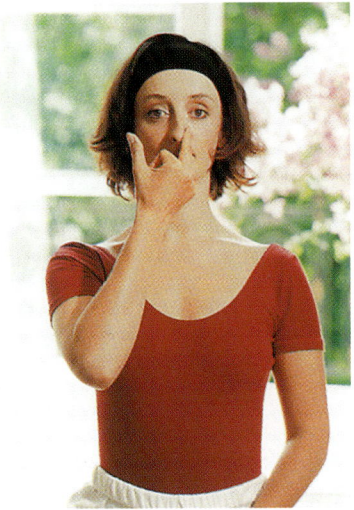

Position de la main n° 2

- Recommencez cette opération en intervertissant les narines.

- Pour terminer l'exercice, respirez par la narine gauche, puis retirez les doigts pour libérer les deux narines et expirez par les deux narines en même temps.

Après, gardez les yeux fermés, pendant une à deux minutes, et restez assis, détendu, pour sentir les effets de l'exercice sur vous.

Avertissement

Évitez toute sorte de tension pendant que vous respirez. Les exercices doivent se faire en douceur et sans effort. Si vous avez des sensations de vertige, faites une pause, ouvrez les yeux et recommencez à respirer normalement. Dès que vous vous sentez de nouveau bien, reprenez l'exercice.

N'essayez pas de contrôler votre respiration en retenant l'air ou en comptant les respirations. Comportez-vous aussi naturellement que possible.

La méditation : purification et relaxation de l'esprit

Dans l'Ayurveda, la méditation est l'une des mesures les plus importantes pour se mettre sur la voie de la santé, car elle stabilise à long terme l'équilibre des Doshas. En plus d'une purification physique (Panchakarma), nous avons ainsi besoin de purifier notre esprit.

Selon la doctrine ayurvédique, les dépôts et les impuretés qui souillent notre corps ont leurs «pendants psychiques» : cupidité, envie, jalousie, manque de sincérité, doute... Les exemples des sentiments négatifs qui nous envahissent trop souvent font légion.

Lorsque ces sentiments ou ces attitudes ne sont pas détruits ou vaincus, ils s'accumulent en nous, où ils agissent comme des toxines chimiques (hormones du stress). La médecine ayurvédique décrit alors ces pensées et sentiments négatifs comme de l'Ama psychique.

La méditation est la méthode la plus efficace pour débarrasser le corps de cet Ama et se détendre en profondeur. Elle permet d'harmoniser les Doshas au niveau psychique.

L'efficacité de la méditation, affirmée depuis des millénaires, a été prouvée aujourd'hui par des

Méditer pour se relaxer en profondeur

études scientifiques. On a ainsi démontré que le fait de méditer régulièrement influençait de manière positive les fonctions cardiaques, respiratoires et circulatoires, et réduisait donc les risques de maladies.

Sur le plan mental aussi, les effets positifs de cette méthode ont été démontrés : l'amélioration générale de l'état psychique des sujets leur permet de vaincre leurs réactions négatives, d'affirmer leur personnalité et de développer des qualités telles que la tolérance.

Un exercice simple de méditation

L'idéal, après avoir pratiqué la technique de respiration du Pranayama, c'est de méditer, le contrôle du rythme respiratoire étant un bon point de départ. L'exercice doit durer de 10 à 15 minutes.

● Asseyez-vous sur une chaise ou en tailleur au sol. Si vous réussissez à vous asseoir dans la posture du lotus sans difficulté, faites-le, parce que c'est la position idéale de la méditation. L'important, c'est que vous soyez assis confortablement et le dos droit.

Le bien-être intérieur grâce à la méditation

● Posez les mains sur vos cuisses, paumes tournées vers le haut. Vos mains doivent former des coupes, mais rester détendues (photo). Pour être plus à l'aise, vous pouvez

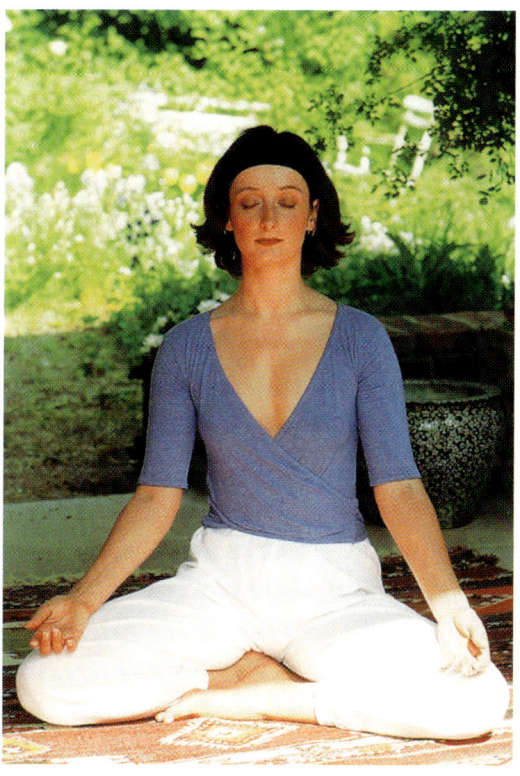

placer un petit coussin sur votre giron et les posez par-dessus.

Exercice de méditation

● Fermez les yeux et faites cinq respirations profondes. Essayez de vous calmer intérieurement.

● Continuez à respirer régulièrement tout en pensant à l'expression «lâcher prise». Lorsque des pensées concernant votre vie quotidienne se présentent, laissez-les passer. N'en retenez aucune. Évitez de juger ce qui se passe à l'intérieur de vous. Vos pensées vont et viennent...

● Respirez lentement et sans vous forcer. À chaque expiration, pensez « lâcher prise ».

Oublier le quotidien

● Votre corps et votre esprit sont complètement relâchés. Toute votre attention est tournée vers l'intérieur de vous-même.

● N'essayez pas de diriger ou de contrôler quoi que ce soit. Contentez-vous de penser aux mots « lâcher prise ».

● Après quelques instants, reprenez les respirations profondes.

● Ouvrez les yeux et prenez le temps de vous reposer et d'analyser vos impressions.

Attention !

L'apprentissage des techniques de méditation ne peut se faire sans le concours d'un professeur compétent. C'est pourquoi l'exercice proposé n'est pas un véritable exercice d'initiation à la méditation. Il s'agit simplement de vous donner une idée de ce que c'est, et la possibilité de découvrir cette méthode chez vous en toute quiétude.

Choyer ses sens

Nos cinq sens nous servent à nous orienter sur la Terre. Toutefois, la vue, l'ouïe, l'odorat, le goût et le toucher ne nous permettent pas seulement d'appréhender le monde extérieur. Notre perception des choses est aussi à la source de nos pensées et de nos sentiments. L'Ayurveda considère le bon fonctionnement des sens comme une condition très importante de la santé. C'est pourquoi, il propose le soin des sens comme mesure préventive et thérapeutique. Il s'agit d'influencer les processus corporels et spirituels via les organes sensoriels. À l'aide de parfums, de couleurs, de sons, du toucher ou d'aliments, on provoque dans l'organisme des impulsions rééquilibrantes qui rétabliront ou stabiliseront l'harmonie des Doshas.

Selon les textes ayurvédiques, à chaque type de constitution correspondent des sens plus ou moins réceptifs : ainsi, les individus de type Vátha possèdent une ouïe et un toucher particulièrement développés, tandis que les types Pitta sont plus sensibles de la vue et que les personnes de constitution Kapha répondent plus à l'odorat et au goût.

Chaque type a un sens plus aigu que les autres

Aromathérapie

L'aromathérapie est une méthode ayurvédique importante qui consiste à influencer les processus corporels et psychiques à l'aide de parfums de plantes. Les parfums sont transportés par des cellules spécialisées directement dans les régions du cerveau qui sont responsables des sentiments ainsi que d'importantes fonctions corporelles. L'Ayurveda va utiliser leur influence de différentes manières : étant donné que l'odorat et le goût sont intimement liés, il est recommandé d'enrichir sa nourriture d'herbes et d'épices particulières de sorte que les arômes puissent agir dans le corps.

Herbes, épices

En plus des herbes et des épices, l'aromathérapie ayurvédique a recours aux huiles essentielles. Vous pouvez soit en respirer le parfum (inhaler) ou faire pénétrer les principes actifs dans le corps par la peau (par exemple au moyen d'un massage).

Les huiles essentielles, des substances curatives

Arômes et constitutions

Vous trouverez une liste des principales herbes et épices qui sont bonnes pour votre type de constitution dans le chapitre concernant l'alimentation (p. 71).
L'encadré ci-dessous vous indique les arômes qui peuvent équilibrer vos Doshas.

Pour équilibrer les Doshas

▶ Agissez en fonction de votre Dosha principal et de votre état de santé. Utilisez l'huile essentielle capable de rééquilibrer ou de stabiliser le Dosha en question. Vous pouvez cependant aussi faire confiance à votre odorat. Lors de l'achat de vos huiles, demandez à en sentir plusieurs : le parfum qui vous attire le plus spontanément est exactement celui dont vous avez besoin.

Il est possible d'harmoniser **Vátha** grâce à un mélange d'arômes sucrés et aigres. Par exemple basilic, orange, géranium et clou de girofle.

Pour rééquilibrer **Pitta**, c'est plutôt un mélange de parfums frais et sucrés qui serait efficace : bois de santal, rose, menthe, cannelle ou jasmin.

Kapha, enfin, trouve son équilibre via des odeurs épicées et terreuses : par exemple, un mélange de genévrier, d'eucalyptus, de camphre, de clou de girofle et d'origan.

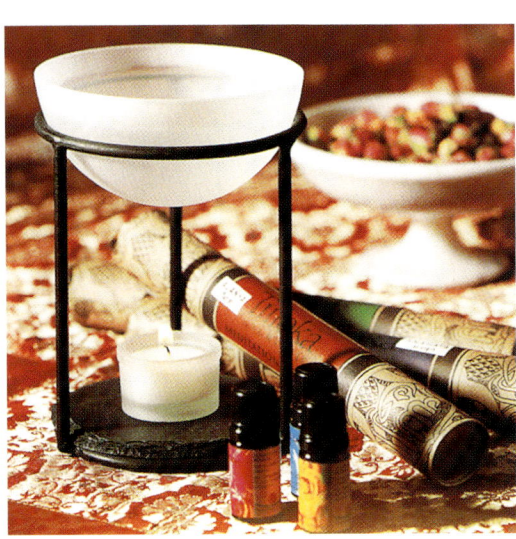

sible de commander les mélanges adaptés à votre type de constitution auprès de sociétés spécialisées dans la fabrication ou la vente de produits ayurvédiques. Celles-ci proposent aussi des huiles de massage toutes prêtes dans lesquelles on a déjà mélangé des huiles essentielles.

La chromathérapie

Sans lumière et sans couleurs, nous ne pourrions pas vivre. Les couleurs ne sont pas seulement là pour le plaisir de nos sens, elles déterminent l'atmosphère dans laquelle nous vivons : les couleurs de votre appartement, de vos vêtements, de vos aliments influent de manière très subtile sur la qualité de votre vie et la façon dont vous l'envisagez. Dans la médecine ayurvédique, dans le cadre du soin des sens, la chromathérapie prend toute son importance. En effet, chaque couleur a des effets différents sur notre corps qui entraînent le rétablissement ou la stabilisation de l'équilibre des Doshas.

À la base existent les sept couleurs de l'arc-en-ciel (voir l'illustration p. 62) qui sont chacune associée à un ou plusieurs des cinq éléments et des trois Doshas.

Les couleurs déterminent la qualité de la vie

Choisissez avec soin l'huile de votre diffuseur

Les inhalations

Pour pouvoir inhaler les mélanges odorants, vous aurez besoin d'un diffuseur ou tout simplement d'une coupelle que vous mettrez sur un petit réchaud à bougie. En fonction de la taille de la pièce, versez entre 10 et 15 gouttes d'huile essentielle dans la coupelle, puis finissez de la remplir avec de l'eau chaude.

Vous pouvez inhaler des parfums quotidiennement pendant une demi-heure, voire plus, en fonction des besoins. Les huiles essentielles s'achètent en pharmacie, en parapharmacie ou dans les magasins « bio ». Il vous est même pos-

Les couleurs et leurs effets.

Le **rouge** est associé au sang. Cette couleur stimule la formation des globules rouges ainsi que leur coloration. Elle apporte de la chaleur, influence la carnation et fournit aussi de l'énergie au système nerveux et à la moelle osseuse. Le rouge favorise également l'irrigation sanguine, en stimulant la dilatation des vaisseaux, en luttant contre la congestion et en activant la circulation du sang. Son utilisation permet ainsi de supprimer les troubles liés à Vátha ou Kapha. Les individus de type Pitta ne doivent pas l'utiliser ou, tout du moins, avec prudence.

Les couleurs provoquent des vibrations

L'**orange** compte, comme le rouge et le jaune, parmi les couleurs chaudes. Il augmente l'énergie sexuelle et stimule la fonction rénale. L'orange revigore, redonne le moral et favorise la bonne santé. Sur le plan psychique, il a un rôle antidépresseur et met de bonne humeur. Il agit efficacement contre les troubles de Vátha et de Kapha.

Le **jaune** est synonyme de légèreté. Il apporte un sentiment d'apesanteur et de gaieté. Cette couleur harmonise les êtres en profondeur. Elle agit sur l'activité glandulaire, stimule les muqueuses et la sécrétion. En cas d'affections de l'estomac ou du foie, le jaune améliore les performances et les échanges de ces organes. Toutefois, s'il est mal utilisé, il peut provoquer des troubles de l'énergie Pitta dans l'intestin grêle. C'est la raison pour laquelle, les individus de type Pitta doivent éviter les couleurs chaudes (rouge, orange, jaune) ou ne les utiliser qu'avec prudence, en attendant le diagnostic éclairé d'un médecin ayurvédique. Lorsque les énergies Vátha et Kapha deviennent trop encombrantes, le jaune est très efficace pour les rééquilibrer.

Le **vert** apporte le calme à l'âme et à l'esprit, il est synonyme de régénération, d'équilibre et d'harmonie. En outre, il augmente les capacités de concentration. Si on l'utilise trop, il peut toutefois entraîner un trouble de l'énergie Pitta dans le domaine de la vésicule biliaire.

Le **jaune verdâtre** réunit les qualités et les propriétés du vert et du jaune.

Le **bleu** représente le calme, l'espace et la fraîcheur. Il est obstacle. Il décompose, détruit, rétrécit. Cette couleur soulage les problèmes de pigmentation de la peau et agit de manière positive sur les troubles dus à un déséquilibre de Pitta. Les individus de type Vátha et Kapha doivent l'utiliser avec prudence.

Les couleurs influencent la perception de la vie

Le **violet** appartient, comme le bleu, aux couleurs froides. Il rééquilibre en affaiblissant le froid et en adoucissant le feu. Cette couleur influence le système nerveux central et stimule le sommeil. Elle a pour propriété d'adoucir et de détendre, et agit de manière presque hypnotique. Tout cela lui permet de réduire les troubles liés à Pitta ou Kapha. Au contraire, mal utilisée chez les individus Vátha, elle peut engendrer des problèmes.

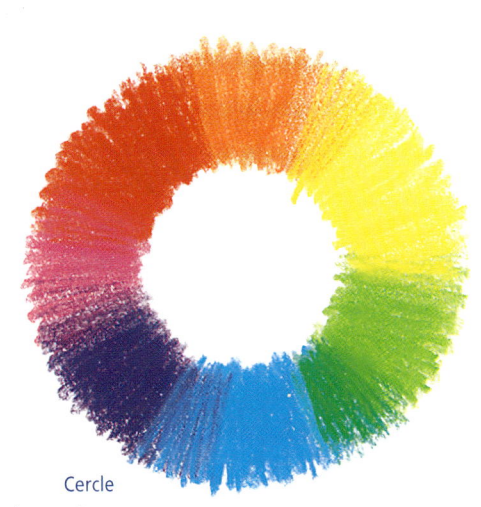

Cercle chromatique

La chromathérapie au quotidien

Choisissez les couleurs en fonction de votre Dosha principal et de votre état de santé. Au quotidien, vous avez la possibilité d'utiliser la chromathérapie de différentes manières :

● En regardant des images colorées ou des fleurs ou encore en portant des vêtements de couleurs.

● Une autre possibilité consiste à se relaxer dans un « bain de couleur » : choisissez votre matériel de bain en fonction de la couleur et du parfum. Par exemple, la lavande pour le violet bleuté, la fleur d'oranger pour la couleur orange ou les parfums citronnés pour le jaune.

● Vous pouvez aussi réaliser vos repas quotidiens suivant les couleurs des aliments. En particulier lors du choix des fruits et des légumes, orientez-vous en fonction de vos besoins en couleur.

La musicothérapie

L'Ayurveda propose pour finir d'écouter certaines mélodies du Gandharva Veda. Le Gandharva Veda, qui signifie « la science des sons », est une partie du début des textes historiques à la base l'Ayurveda (voir p. 5).

Selon ces textes, l'écoute de certains sons influence le corps, l'esprit et l'âme.

Les bioénergies Vátha, Pitta et Kapha réagissent au son comme à certains goûts, couleurs et parfums de manière positive ou négative. Certaines mélodies, morceaux de musique ou sons ont ainsi le pouvoir de les équilibrer ou déséquilibrer.

L'action équilibrante de la musique

Attention

Si vous souhaitez vous informer plus amplement sur l'une ou l'autre des différentes thérapies ayurvédiques existantes, consultez les ouvrages qui y sont consacrés en particulier.

Vivre au rythme de la nature

L'être humain est un microcosme dont la constitution reflète exactement celle du macrocosme, l'Univers. Cette affirmation est au fondement de la pensée ayurvédique. D'une part, le Tridoshas influence donc l'homme, ses organes et son état psychique. Et d'autre part, les Doshas sont eux-mêmes dépendants du rythme du jour et de la nuit, de l'année et de la vie. Ce que les guérisseurs indiens savent depuis des millénaires fait aujourd'hui l'objet de l'étude de la chronobiologie, domaine particulier de la biologie qui étudie les rythmes des processus vitaux. L'un des résultats les plus importants de ces recherches est la découverte d'un lien entre les rythmes cosmiques naturels et les rythmes biologiques de l'être humain.

Rythme cosmique = biorythme

● En fonction des heures du jour ou des périodes de l'année, on passe de la luminosité à l'obscurité, de la chaleur au froid, de la sécheresse à l'humidité. Tous les systèmes biologiques - les êtres humains, la faune, la flore - sont obligés de s'adapter à ces changements environnementaux. Les êtres vivants sont ainsi soumis à un processus de transformation permanent.

● Vous êtes, par exemple, plus concentré dans votre travail à certaines heures qu'à d'autres. Vous souffrez d'une légère dépression en hiver. Ou encore vous luttez contre la fatigue au printemps. Ce ne sont que des effets typiques dus aux rythmes circadien et annuel.

Les processus de transformation de la vie

■ La reconnaissance de l'influence des rythmes de la nature sur les êtres vivants est à la base de l'hygiène de vie ayurvédique : en réglant nos vies en fonction de ces données biologiques, nous pouvons influencer de manière naturelle l'équilibre de nos forces intérieures. Les Doshas s'adaptent progressivement aux rythmes qui calquent les rythmes cosmiques auxquels ils sont naturellement rattachés.

Ils peuvent alors trouver leur point d'équilibre.

Pour mener une vie saine et naturelle, il est donc d'abord nécessaire de suivre les rythmes biologiques. Dès que vous serez en harmonie avec les cycles du jour, de l'année et de la vie, vos capacités en seront accrues ainsi que votre bien-être général.

Vivre en harmonie avec les rythmes du temps

Le rythme du jour

L'Ayurveda divise les vingt-quatre heures de la journée en deux cycles principaux correspondant au jour et à la nuit. Ces deux périodes de base se composent chacune de trois phases dans lesquelles règne respectivement un Dosha :

Deux cycles

● Dès que l'aube pointe, la bio-énergie Kapha prend le devant. Entre 6 et 10 heures, on considère que l'être est en phase de construction. Notre corps réunit l'énergie nécessaire pour pouvoir faire face aux événements de la journée. C'est pourquoi, il est recommandé d'utiliser ces heures de la journée pour les pratiques de purification et les soins.

Phase Kapha

● Vers midi, c'est l'énergie Pitta qui prend le dessus. On entre dans une phase de grande activité et de grand appétit. Pitta est, comme nous l'avons déjà indiqué (voir p. 18), l'énergie responsable de notre feu intérieur et de la transformation des aliments. Il est donc important de prendre son repas principal le midi, puisque c'est durant cette phase que la fonction digestive travaille le plus intensément.

Phase Pitta

● Ensuite, nous passons sous le contrôle de l'énergie Vátha. L'après-midi entre 14 et 16 heures est le moment où nous sommes les plus créatifs et communicatifs. C'est aussi le moment où nous jouissons de la plus grande agilité. Pourtant, il est recommandé de faire durant cette phase des pauses régulières pour se détendre, afin que cette activité accrue ne dégénère pas en stress négatif.

Phase Vátha

Le deuxième cycle quotidien répète la suite Kapha, Pitta, Vátha dans le même ordre, mais les mécanismes de régulation ont désormais d'autres fonctions : Kapha nous

Premier cycle	Dosha
De 06 h 00 à 10 h 00	Kapha
De 10 h 00 à 14 h 00	Pitta
De 14 h 00 à 18 h 00	Vátha
Deuxième cycle	Dosha
De 18 h 00 à 22 h 00	Kapha
De 22 h 00 à 02 h 00	Pitta
De 02 h 00 à 06 h 00	Vátha

Deuxième
cycle
rend lourds et fatigués le soir ; Pitta utilise le feu non plus exclusivement pour digérer la nourriture, mais aussi pour maintenir la chaleur du corps pendant le sommeil. Quant à Vátha, dans les premières heures du matin, elle n'augmente pas nos facultés mentales, mais fait en sorte que nos rêves soient intenses.

C'est la fin du deuxième cycle principal et donc du cycle circadien.

Le lever : entre 6 h 00 et 8 h 00
- Réveil naturel grâce à « l'horloge interne », donc sans réveil
- Boire un verre d'eau chaude (ou juste quelques gorgées) contre la constipation (voir p. 35)
- Aller aux toilettes (inutile de se forcer)
- Bien se laver les dents
- Se masser le corps avec de l'huile de sésame (voir p. 37)
- Bain ou douche chaud(e)
- Exercices physiques, par ex. le salut au soleil (voir p. 44) et/ou des postures de yoga (voir p. 50) ainsi que des exercices de respiration (voir p. 54)
- Méditation (voir p. 56)
- Petit-déjeuner léger au calme
- Promenade matinale si vous en avez le temps (15 à 30 min)

Le déjeuner : entre 12 h 00 et 13 h 00
- Déjeuner de bonne heure (repas principal)
- Après le repas, rester assis calmement pendant 5 minutes
- Promenade digestive (5 à 10 min)
- Méditation en fin d'après-midi

Le dîner : entre 18 h 00 et 19 h 00
- Repas léger
- Après le repas, rester assis calmement pendant 5 minutes
- Promenade digestive (15 minutes)

Le coucher : entre 21 h 30 et 22 h 30
- Ne pas trop s'agiter
- Si possible se coucher dans l'horaire précisé (au plus tôt trois heures après le dîner)
- Ne pas lire ni regarder la télévision au lit

La vie selon les rythmes naturels

La routine ayurvédique quotidienne

Le respect du rythme ayurvédique quotidien représente un pas important sur la voie de la santé et de l'harmonie. Pour ce faire, l'Ayurveda prévoit l'accomplissement régulier de certains actes à certaines heures :

Respecter sa propre nature

● Cette routine quotidienne est composée d'une suite invariable de pratiques qu'il faut mettre en œuvre tous les jours (voir encadré p. 65).

■ En suivant ces indications avec régularité, vous serez bientôt capable de jouir de manière optimale de votre potentiel énergétique. Vous ne vivrez plus alors contre votre propre nature, mais avec elle.

Le rythme de l'année

L'Ayurveda considère non seulement que nous sommes influencés par les rythmes du jour et de la nuit, mais aussi par les changements de saison. Comme le jour, l'année est donc, elle aussi, divisée en cycles qui correspondent aux Doshas :

● La période Kapha s'étend de la mi-mars à la mi-juin, et se calque à peu près sur notre printemps.

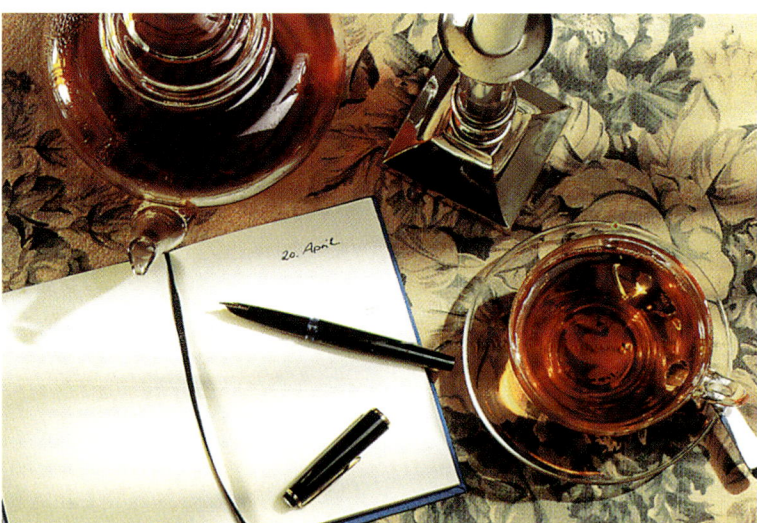

Contre le stress : se détendre ou tenir un journal que l'on écrit dans le calme

Influence des saisons

● La période Pitta va de la mi-juin à la mi-octobre, et comprend notre été ainsi que le début de notre automne.

● La période Vátha commence à la mi-octobre et se termine à la mi-mars. Elle englobe donc la fin de l'automne et l'hiver.

Ces trois périodes ayurvédiques doivent toujours être adaptées localement. En Inde, par exemple, il existe au total six saisons, car le climat y est complètement différent de chez nous. Ce n'est donc pas, en fin de compte, le calendrier qui décide du Dosha qui domine à tel ou tel moment de l'année, mais les conditions réelles de climat dans la région.

Sensible aux changements de temps ?

Nous réagissons tous de manière très marquée aux changements climatiques. L'Ayurveda le sait depuis des milliers d'années.

Vátha, Pitta et Kapha ont des attributs qui correspondent à ceux du climat. Les trois bioénergies réagissent avec une extrême sensibilité aux brusques changements de temps, quelle que soit la saison où ils aient lieu. En effet, ces changements activent les propriétés caractéristiques des Doshas.

Lorsque les caractéristiques du temps sont proches de celle du Dosha, il s'ensuit des réactions ty-

piques que l'on ne peut ignorer : Vátha a ainsi pour qualités le froid, le sec, le léger et le mobile. En conséquence, il est plus facile de ressentir cette énergie par temps froid, sec et venteux. Si un individu de constitution Vátha s'expose trop à ce genre de climat, cela peut provoquer chez lui des réactions comme la nervosité et le mal-être général. Pitta augmente avec la chaleur lourde et étouffante d'un jour d'été. Kapha, en revanche, est stimulé par le temps froid et humide ou encore la neige.

Observer le temps qu'il fait

La routine ayurvédique annuelle

Mais l'Ayurveda ne s'arrête pas aux jours et préconise aussi des habitudes annuelles. Voici le principe de base auquel vous devrez vous tenir :

● Soyez le plus vigilant dans la période de l'année qui correspond à votre type de constitution : les individus Kapha au printemps, les Pitta en été et les Vátha en hiver.

▶ Pour que l'équilibre de vos Doshas ne cède pas trop facilement durant ces périodes particulières, il faudra que vous veilliez :

● A ne vous exposer au temps qui correspond à votre Dosha qu'à petites doses.

Équilibre des Doshas

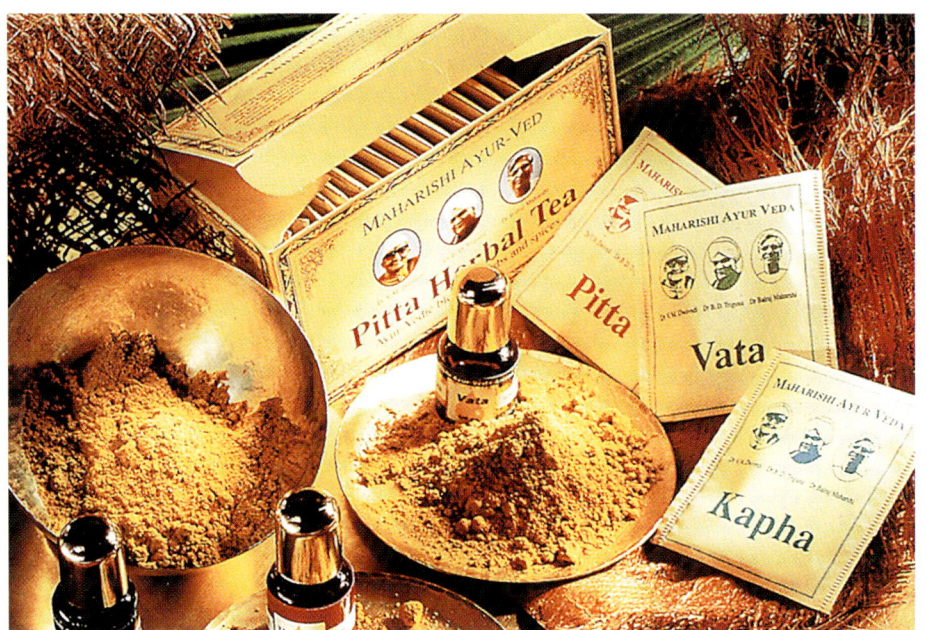

Infusions, mélanges d'épices et huiles pour chaque constitution

● À absorber une alimentation adaptée à votre constitution (voir p. 76).

● À ajouter à vos repas des épices et à boire régulièrement des infusions adaptées à votre constitution.

● À respecter l'hygiène de vie ayurvédique au quotidien (voir p. 66).

● À faire une cure de purification (Panchakarma) au printemps, la saison Kapha, pour éliminer les dépôts accumulés.

● À respecter vos besoins et votre constitution lors du choix du lieu de vos vacances, s'il s'agit d'un endroit aux conditions climatiques extrêmes.

Le rythme de la vie

Dans l'Ayurveda, il existe encore un troisième cycle important en relation avec les trois Doshas : c'est l'ensemble de notre vie. Comme le jour, ou l'année, cette période de temps est divisée en trois parties qui correspondent aux caractéristiques respectives de Vátha, Pitta et Kapha.

● Dans la première période de notre vie, la construction et la croissance du corps et de la conscience sont au premier plan. En conséquence de quoi, cette phase, qui va de la naissance à la trentième année de vie environ, est considérée comme la phase Kapha.

Trois périodes dans la vie

● Entre trente et soixante ans, nous vivons la période Pitta, intervalle de temps durant lequel nous utilisons les capacités que nous avons développées auparavant. C'est la période la plus productive de notre vie.

● Enfin, à partir de soixante ans à peu près, nous entrons dans un processus progressif de décomposition et de métamorphose : d'une phase productive et active, nous passons peu à peu à une phase passive d'un point de vue physique. Une partie de notre activité prend désormais place au niveau psychique. C'est la période Vátha.

Rester jeune

Écouter son corps

Pour vivre ces trois phases en bonne santé et dans l'harmonie, nous devons apprendre à écouter notre corps.

L'Ayurveda, science de longévité, nous montre comment entrer en relation avec notre corps, via la sagesse intérieure, et nous enseigne comment ce que nous considérons comme un processus naturel de vieillissement peut être retardé. En effet, dans la pensée ayurvédique, le concept de vieillissement est une « erreur de l'entendement » due au fait que l'être humain ne s'identifie qu'à son enveloppe physique.

Pour prolonger la vie, il faut commencer par corriger cette erreur de jugement, en acceptant de ne plus nous laisser diriger par la biologie, mais par la vigueur et la puissance de notre esprit. L'âge n'aura alors plus d'importance. Cette posture mentale a pour effet de retarder le processus de vieillissement du corps. Dans l'Ayurveda, cent ans, c'est l'espérance de vie normale d'un être humain.

Le vieillissement : une erreur de l'intellect

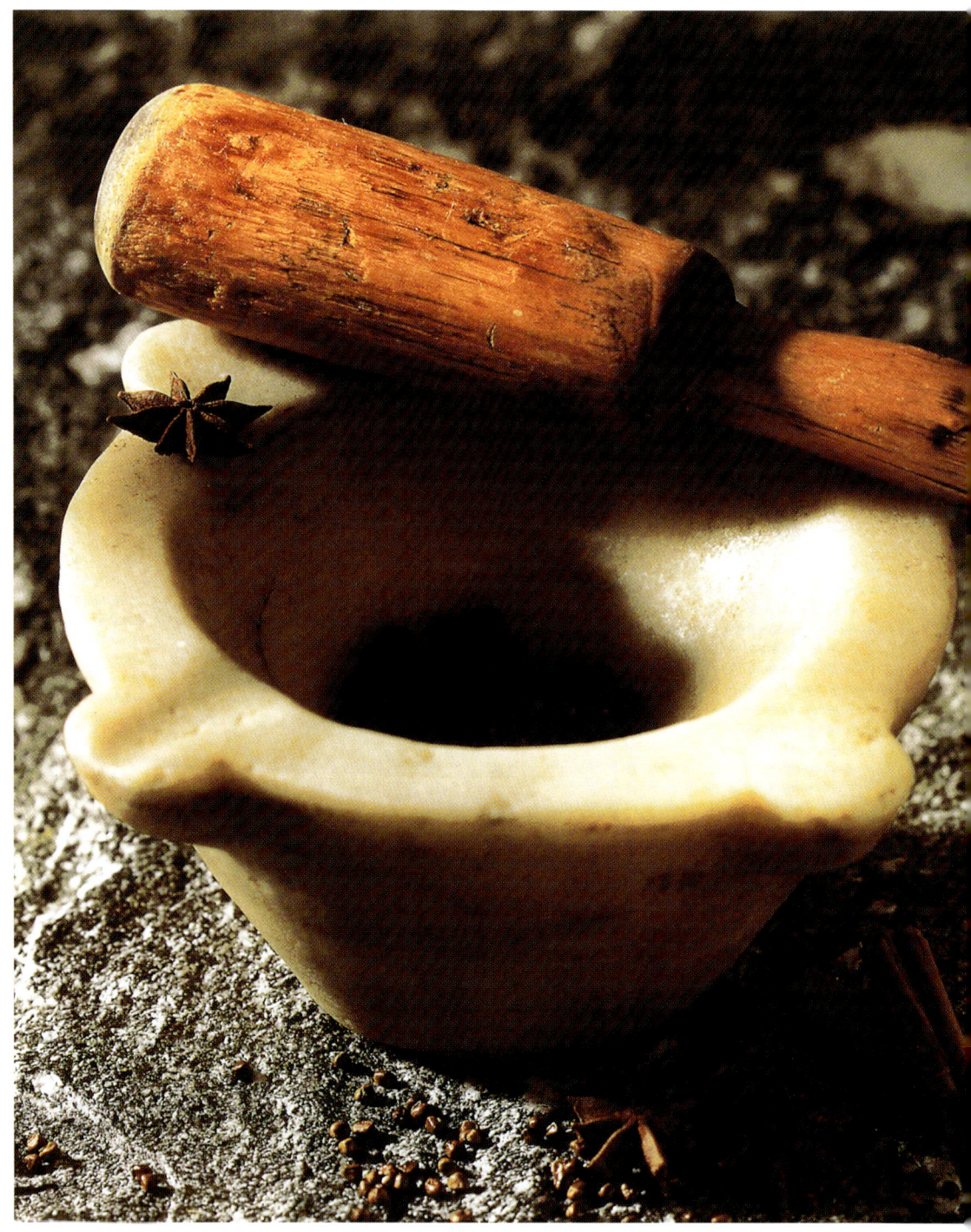

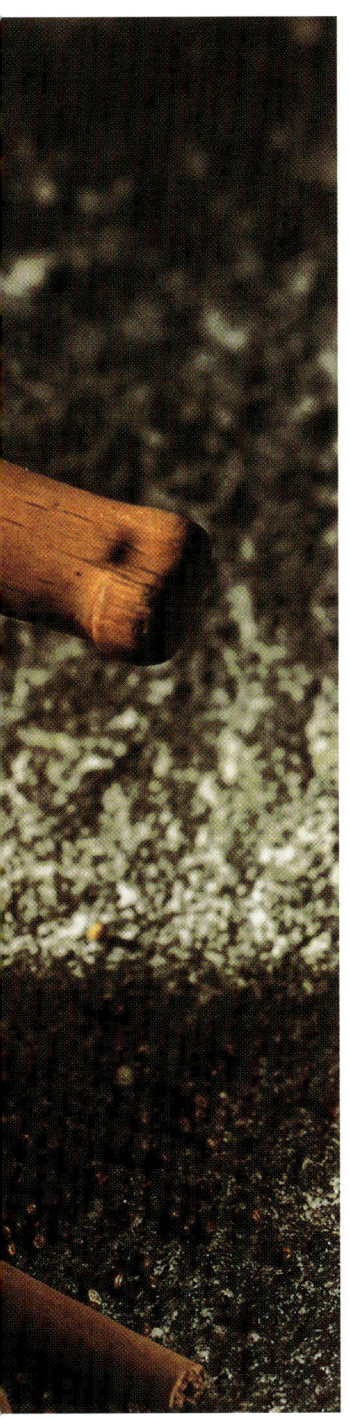

Manger ce dont le corps a besoin

« La nourriture fournit aux êtres vivants leur énergie vitale »
Charaka Samhita (600 av. J.-C.)

L'Ayurveda donne une très grande importance au fait d'avoir une alimentation saine et équilibrée. Pour cette médecine, un bon repas, pris au calme et au moment idéal, a une action thérapeutique : il équilibre les Doshas, rend plus résistant, et maintient en bonne santé.
Mais le mode d'alimentation ayurvédique n'a rien à voir avec une diète sévère. À condition que vous répondiez aux exigences de votre corps, tout ce que vous mangez avec plaisir apportera à votre organisme ce dont il a besoin pour être équilibré.
Ce chapitre vous expliquera comment vous nourrir « correctement » dans cette optique.

La meilleure des médecines : une bonne alimentation

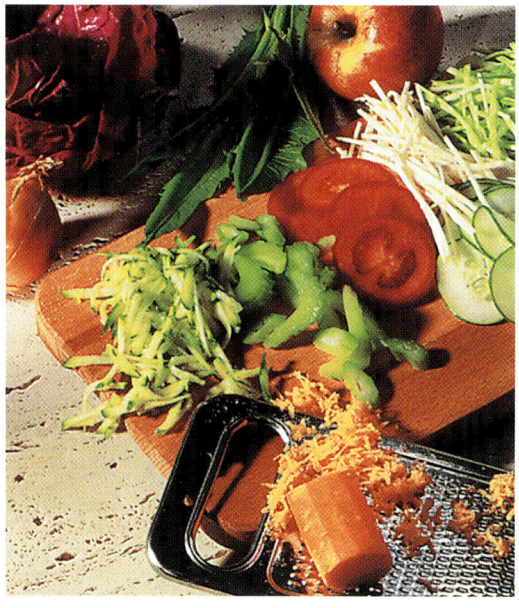

aussi importante que la nature et la qualité de celle-ci, une alimentation saine et équilibrée pouvant malheureusement aussi être nocive si elle n'est pas digérée convenablement. Il est vital que l'Ama - l'ensemble des dépôts dus au métabolisme, des toxines et des composants non digérés des aliments - soit éliminé. Les recommandations ayurvédiques en matière de nourriture prennent en considération à la fois la personnalité du sujet, son type de constitution naturelle, son état de santé momentané ainsi que ses besoins physiques et psychiques.

Tous les jours, des fruits et des légumes frais

La nature des aliments, leur quantité, leur préparation, la durée des repas et l'état d'esprit dans lequel se trouve le mangeur sont autant de facteurs décisifs qui déterminent la qualité d'une alimentation. Dans l'Ayurveda, la nourriture est un remède naturel. Les plantes médicinales et autres médicaments ne sont prescrits que lorsqu'une bonne alimentation n'a plus aucun effet curatif sur le malade. La digestion de la nourriture est

Manger avec tous ses sens

Beaucoup de maladies sont directement ou indirectement liées à des erreurs d'alimentation. L'excès de poids, les problèmes digestifs, les troubles carentiels ne sont qu'une partie des symptômes découlant d'un mauvais comportement alimentaire.

Aliments recommandés

Bien que la diététique moderne dispense en permanence des conseils pour atteindre l'alimentation idéale, notre savoir ne semble pas servir à grand-chose au vu du nombre toujours croissant des maladies à causes alimentaires.

Dans l'Ayurveda Maharishi, on ne prête pas autant attention aux calories, aux vitamines, aux minéraux, aux lipides, aux glucides et aux protéines que dans nos sociétés. La doctrine indienne reconnaît l'existence de ces éléments constitutifs des aliments, mais elle préfère fonder sa théorie de l'alimentation sur la perception sensorielle. Toutes ces substances nutritives ne peuvent pas être perçues par nos sens. Nous avons beau savoir qu'une orange contient de la vitamine C, nous ne connaissons ni le goût, ni l'odeur de cet élément, et nous ne le voyons pas non plus. Il reste une abstraction pour nous. L'expérience subjective que nous faisons de chaque aliment signifie beaucoup plus en réalité que ces connaissances objectives.

Lorsque nous mangeons une orange, nous goûtons à son

Perception sensorielle de la nourriture

arôme caractéristique. Nous pouvons le percevoir, en faire l'expérience. Vous avez probablement, au cours de votre vie, développé des aversions ou des préférences envers certains aliments. C'est en fonction de celles-ci que vous choisissez votre nourriture et non en fonction des connaissances scientifiques la concernant.

■ Pour les spécialistes de l'Ayurveda, manger est, avant tout, une expérience sensorielle qui ne doit être influencée ni par l'intellect ni par les tables de calories. La valeur des aliments dépend de la manière dont le corps réagit à chacun d'eux, des besoins ponctuels de l'organisme, ainsi que des préférences et des aversions individuelles. C'est pourquoi les aliments qui vous font envie, ceux que vous avez le plus de plaisir à manger et qui vous procurent le plus de bien-être sont un véritable remède pour votre corps.

Manger, une expérience sensorielle

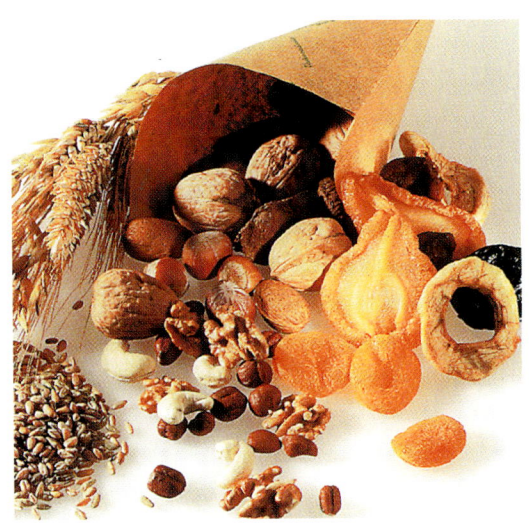

Les six saveurs

Dans l'alimentation, le goût a une énorme importance : si les arômes de votre repas correspondent à vos goûts, vous le mangerez avec appétit. La nourriture procure des impressions gustatives subjectives par le biais des papilles.

Les aliments riches ont des effets curatifs Certaines personnes, par exemple, préfèrent manger pimenté tandis que d'autres détestent les plats relevés parce qu'ils ne ressentent alors plus aucun goût et que leur estomac se rebelle.

En plus du goût, il faut aussi compter avec l'influence des propriétés physiques des aliments : certains pèsent lourd dans l'estomac, d'autres sont très gras ou plutôt secs, d'autres encore réchauf-

fent ou refroidissent votre corps... Ces différentes caractéristiques, appelées Gunas, agissent aussi sur les Doshas et déterminent la manière dont nous supportons nos repas. Toutefois, ce sont les forces fondamentales des Rasas, les différentes saveurs existantes, qui jouent le rôle le plus important. En plus des cinq goûts que nous connaissons chez nous - le sucré, le relevé, le salé, l'amer et l'acide - l'Ayurveda considère une sixième saveur qu'elle décrit comme l'âpre.

Propriétés des aliments

Idéalement, chaque repas devrait offrir ces six saveurs, car c'est à ce moment-là qu'il peut le mieux harmoniser les rapports de Vátha, Pitta et Kapha.

Sel gemme

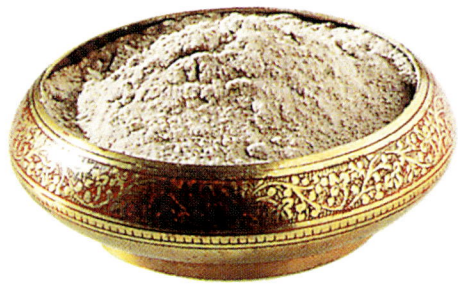

Les six saveurs

Les exemples suivants vous permettront de savoir quels aliments sont associés à telle ou telle saveur :

Sucré	Céréales : blé, orge, seigle et avoine. Fruits : oranges, bananes, poires, raisin et figues. Légumes : concombres, oignons, choux, lentilles et pois. Noix : noix, cacahuètes et noix de coco. Huiles : de sésame, de ricin, de tournesol et d'olive. Produits laitiers sucrés. Beurre, ghee et miel. Viande, riz, pomme de terre. Sucre.
Acide	Produits laitiers : yaourt, fromage et autres produits à base de lait caillé. Fruits : cynorhodon (gratte-cul), grenade, griotte, citron. Vinaigre.
Salé	Toutes les sortes de sel : sel de mer, sel gemme... L'Ayurveda conseille le sel gemme pour relever vos plats.
Relevé	Épices et herbes : poivre, basilic, origan, romarin, thym, noix de muscade et cumin ; raifort, paprika, gingembre, persil, aneth, camomille. Huiles essentielles.
Amer	Salades : chicorée rouge, pissenlit, roquette, salade verte. Légumes verts à feuilles : épinards, choux de Bruxelles, bettes. Épices et herbes amères : oseille, fenugrec, gentiane jaune, centaurée, ortie, tabac et marron d'Inde ; rhubarbe.
Âpre	Légumes secs : haricots, haricots mungo (soja), petits pois, pois chiches, lentilles. Légumes : choux-fleurs, brocoli, endives, fenouil, asperges, aubergines, choux de Milan, céleri. Fruits : pommes, poires.

Propriétés des principaux aliments

En plus des six saveurs, l'Ayurveda a défini six propriétés formant trois groupes de caractéristiques contraires :

Lourd ou léger	Le blé est lourd, l'orge est léger, la viande de bœuf est lourde, celle de poulet ou de dinde est légère ; le fromage est lourd, le lait écrémé est léger.
Gras ou sec	Le lait est gras, le miel est sec ; les graines de soja sont grasses, les lentilles sont sèches ; la noix de coco est grasse, le chou est sec.
Qui réchauffe ou qui refroidit le corps (chaud ou froid)	Le poivre est chaud, la menthe est froide ; le miel est chaud, le sucre est froid ; les œufs sont chauds, le lait est froid.

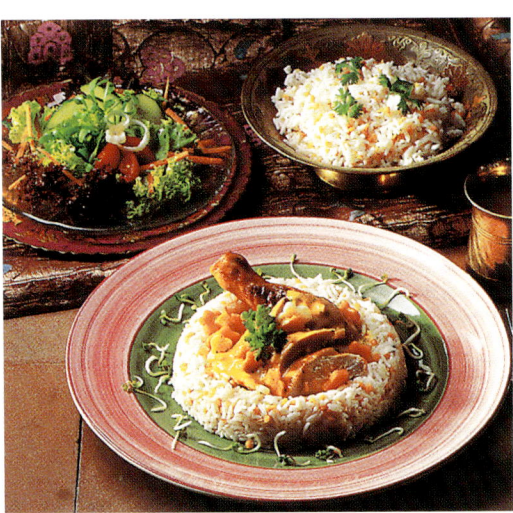

Un repas équilibré : poulet rôti avec du riz et de la salade

L'alimentation correspondant à votre constitution

En principe, vous devriez suivre les règles suivantes pour choisir votre nourriture :

▶ Manger des aliments qui réduisent la puissance énergétique de votre Dosha principal et qui renforcent votre deuxième Dosha par ordre d'importance, ou les deux autres Doshas s'ils sont à égalité.

Vous avez donc le pouvoir d'influer sur vos bioénergies, si vous prêtez attention à ce que vous mangez : par exemple, si vous êtes de type Kapha, vous devez cuisiner principalement des aliments qui calment votre Dosha principal (Kapha), mais qui renforcent vos deux autres Doshas (Vátha et Pitta).

Cette méthode alimentaire vous paraît peut-être trop complexe, pourtant tout le savoir dont vous avez besoin est déjà enregistré dans votre corps. Dès que vous aurez appris à écouter de nouveau les messages de ce dernier, vous saurez par exemple qu'il vous faut manger chaud quand vous avez froid. Ou encore, vous salerez toujours beaucoup votre repas si vous êtes de type Vátha, parce que cette constitution n'a justement pas à craindre de problèmes de santé dus à un excès occasionnel de sel.

En outre, vos repas contiennent presque toujours toutes les saveurs. Du poulet rôti accompagné de riz et de salade serait, par exemple, un déjeuner équilibré puisque ce plat contient les six goûts : l'amer et l'âpre (salade), l'acide (sauce de la salade avec citron ou vinaigre), le salé, le relevé (poulet épicé au sel, au poivre et au curry) et enfin le sucré (riz).

Se nourrir de manière équilibrée

■ Dans l'Ayurveda, une alimentation est dite équilibrée lorsque les six saveurs (Rasas) sont présentes quotidiennement et que l'on prête attention aux propriétés (Gunas) des aliments, car les Doshas réagissent aux Rasas et aux Gunas qui leur sont proches. Si vous absorbez les aliments adéquats, vous pourrez rééquilibrer Vátha, Pitta et

Doshas	Saveurs (Rasas)	Propriétés des aliments (Gunas)
Calme Vátha :	Le sucré, l'acide, le salé	Lourd, gras, chaud
Renforce Vátha :	Le relevé, l'amer, l'âpre	Léger, sec, froid
Calme Pitta :	Le sucré, l'amer, l'âpre	Froid, lourd, sec
Renforce Pitta :	Le relevé, l'acide, le salé	Chaud, léger, gras
Calme Kapha :	Le relevé, l'amer, l'âpre	Léger, sec, chaud
Renforce Kapha :	Le sucré, l'acide, le salé	Lourd, gras, froid

Nourrissez-vous en fonction de votre type

Kapha et maintenir leur harmonie à long terme. Votre alimentation quotidienne équivaudra alors à une thérapie des plus efficaces qui empêchera vos bioénergies de devenir trop puissantes ou de trop s'affaiblir.

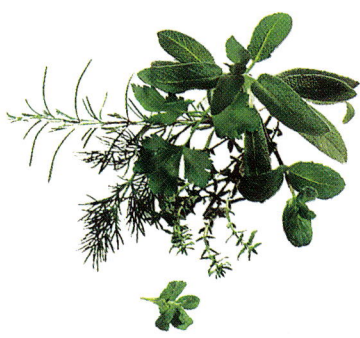

Pharmacopée alimentaire de l'Ayurveda

Les aliments, des médicaments

Dans le domaine de l'alimentation, l'Ayurveda ne se soucie pas seulement de l'équilibre, elle préconise aussi l'absorption de substances qui donnent à notre nourriture encore plus de pouvoir. C'est ainsi qu'elle conseille l'utilisation d'herbes médicinales et de minéraux qui, seuls ou mélangés, ont des vertus rajeunissantes. Ces substances sont appelées « Rasayanas » ce qui signifie « qui procure de l'essence de vie ». En Occident, nous ne connaissons qu'une infime partie des multiples plantes curatives indiennes : Gotu Kola et gingembre pour les constitutions de type Vátha ; Aloe vera, consoude officinale et safran pour les types Pitta ; Aunée et miel pour les types Kapha - bien que le miel ne soit pas une herbe, il est considéré comme la substance la plus pure produite par le monde végétal.

L'un des Rasayanas de l'Ayurveda est le Amrit Kalash, mélange d'herbes et de fruits dont la recette est millénaire. Vous pourrez acheter ce produit dans nos pays sous forme de pâte ou de comprimés. On conseille de prendre ce remède deux fois par jour après une cure de purification (Panchakarma).

Utilisé régulièrement, Amrit Kalash renforce et harmonise fortement les forces intérieures, rend plus résistant face aux maladies et agit contre les processus de vieillissement.

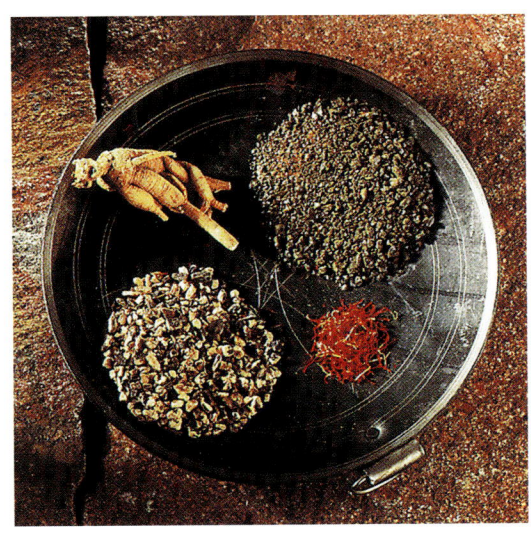

Un régime végétarien ?

En principe, l'Ayurveda conseille de renoncer à la viande.

Toutefois, bien que le régime végétarien soit considéré comme le plus sain de tous, l'Ayurveda n'exclut pas la viande et indique quel type de viande est le mieux adapté à chaque constitution.

Lors du traitement de certaines maladies, cependant, il est très important de supprimer la viande de son alimentation ou d'en limiter la consommation.

• Si vous mangez régulièrement de la viande, commencez donc peu à peu à réduire vos portions, et remplacez de plus en plus souvent le bœuf, le veau et le porc par de la volaille ou du poisson.

Au bout de quelque temps, vous constaterez que vous pouvez vous passer de plus en plus facilement de viande.

Herbes médicinales ayurvédiques

Réduire lentement la consommation de viande

L'importance d'une bonne digestion

Nous connaissons presque tous des problèmes de digestion : flatulence, sentiment de réplétion, constipation, aigreurs, régurgitations acides ne sont que quelques exemples des symptômes indiquant des troubles digestifs. Mais nous ne prêtons pas attention, en général, à ces petits problèmes quotidiens. Parfois, la situation s'améliore d'elle-même. Cependant, le plus souvent, nous finissons par prendre des médicaments pour contrer la douleur. Du point de vue de l'Ayurveda, les troubles digestifs - même minimes - sont les signes avant-coureurs de diverses maladies, tandis qu'une bonne digestion, au contraire, est à la base de la santé et de la longévité. Il est donc très important que tous les types de constitution veillent à leur digestion : les types Vátha ont tendance à digérer de manière irrégulière, les Pitta doivent parfois lutter contre une fonction digestive trop active, alors que les Kapha souffrent souvent d'une digestion trop lente qui manque d'efficacité.

À la base de la santé

Une digestion différente selon la constitution

Agni - le feu de la digestion

L'Ayurveda appelle la fonction digestive l'« Agni » ce qui signifie « feu cuiseur », « énergie chimique » et « feu de la digestion ». Dans un sens plus large, Agni signifie aussi « flamme de la vie » : elle s'éteint lorsque nous mourrons et se dresse, claire, lorsque nous sommes en bonne santé. L'Agni dépend de notre mode de vie dont l'alimentation est un facteur principal. La nature, la qualité et la quantité des aliments vont déterminer son fonctionnement. Des repas trop riches, trop nombreux ou trop lourds, des aliments nocifs ou riches en protéines le soir, voilà ce qui peut le perturber. La flamme de vie perd alors en intensité. C'est aussi une mauvaise habitude que de prendre son repas principal le soir car cela affaiblit l'Agni, ce qui arrive aussi, si nous lisons, regardons la télévision ou nous disputons en mangeant.

Les habitudes de vie influencent l'Agni

■ L'Agni est l'une des fonctions organiques les plus importantes dans la vie. Il fait en sorte que nous digérions notre nourriture de manière optimale, que chaque cellule de notre corps reçoive les nutriments qui lui sont vitaux et que tous les résidus de l'opération soient brûlés sans délai. Mais il suffit d'une mauvaise alimentation et d'un comportement alimentaire malsain pour l'affaiblir, ce qui peut provoquer des troubles digestifs et des maladies gastro-intestinales graves.

Facteurs de trouble de l'Agni

Comment améliorer sa digestion

En plus d'un changement de comportement alimentaire, l'Ayurveda conseille la consommation d'aliments, d'épices et d'herbes en particulier qui améliorent la qualité de l'Agni. Les substances énumérées ci-après stimuleront votre appétit de manière naturelle, favoriseront votre digestion et l'élimination de l'Ama - les déchets du corps - par votre organisme.

Stimuler l'Agni

● Pour tous les types de constitution, le gingembre est une bonne épice pour normaliser l'Agni. C'est utilisé frais (photo) qu'il agit le plus, mais il reste encore efficace sous forme de poudre. Vous pouvez épicer vos repas avec, ou le boire en infusion. Pour stimuler

votre appétit, buvez une tasse d'infusion de gingembre juste avant les repas. Afin d'améliorer votre digestion, buvez une tasse de la même infusion pendant ou après le repas, par petites gorgées.

● Le ghee, beurre clarifié, fait partie des aliments les plus prisés du

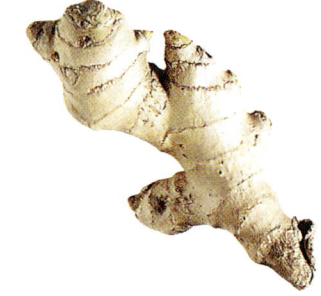

Gingembre

système ayurvédique (voir p. 83). Il renforce l'Agni sans pour autant exciter Pitta, le principe du feu. Le ghee est donc recommandé pour rééquilibrer Pitta, mais aide aussi à calmer le jeu lorsque Kapha est devenu trop puissant.

L'Ayurveda recommande d'utiliser le ghee à la place du beurre normal pour améliorer le goût de vos mets. Une cuillère à café de ghee ajoutée à un plat aide à bien le digérer.

Il est possible de se procurer du ghee tout fait dans les magasins «bio» ou les boutiques indiennes, ou encore d'en commander auprès de sociétés productrices de produits ayurvédiques.

● Les autres épices améliorant le fonctionnement général de l'Agni sont le poivre noir, les clous de girofle, la cardamome, le raifort, le poivre de Cayenne, la moutarde et la cannelle. Si vous êtes de constitution Pitta, n'utilisez toutefois ces épices qu'avec parcimonie, car elles attisent légèrement le principe du feu.

Les 10 règles d'or de l'Ayurveda concernant l'alimentation

Les règles suivantes sont des conseils d'ordre général à appliquer lors de vos repas quotidiens. Elles sont donc valables pour tous les types de constitution :

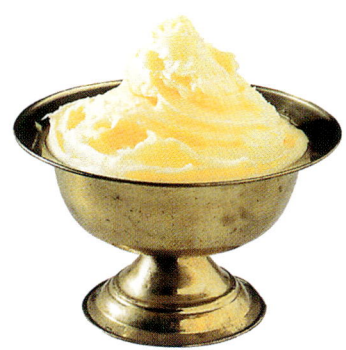

1 Mangez dans une atmosphère calme et agréable en vous concentrant sur votre repas. Évitez de travailler, de lire ou de regarder la télévision en mangeant. Et mangez assis.

Manger au calme

2 Veillez à faire des repas savoureux et n'oubliez pas que l'on mange aussi avec les yeux.

3 Essayez, si possible, de manger chaque jour à la même heure, en évitant toute sorte de stress. Mâchez bien votre nourriture. Mangez de sorte à être aux trois-quarts rassasié. Vous devez cesser de manger quand vous être rassasié et non lorsque vous êtes sursaturé.

4 Laissez passer de trois à six heures entre vos repas pour vous donner le temps de digérer complètement votre nourriture. La faim (et non l'appétit) est le signe que votre corps a de nouveau besoin de manger. Si vous n'avez pas faim, vous ne devriez pas manger.

Faire des pauses entre les repas

5 Vous pouvez boire de l'eau ou du jus, par petites gorgées, tout au long du repas. Ces boissons ne doivent pas être glacées au risque de gêner votre digestion. L'idéal est de boire de l'eau chaude, éventuellement agrémentée de gingembre.

De l'eau chaude avec du gingembre

6 Utilisez le plus possible des produits frais d'origine locale. Composez vos repas aux trois-quarts de plats chauds fraîchement préparés et pour un quart de mets froids comme de la salade par exemple. Les aliments cuits sont en effet plus faciles à digérer que les aliments crus. Pour améliorer davantage la digestion, épicez votre repas et ajoutez-y un peu de matière grasse (Ghee). En revanche, évitez si possible les plats réchauffés.

7 Le soir, évitez les produits fabriqués à partir de lait caillé, les protéines animales et les crudités, qui sont difficiles à digérer et empêcheront le feu de votre digestion de se mettre en veilleuse.

Rien de lourd à digérer le soir

8 Prenez toujours votre repas principal le midi, car c'est entre 12 et 13 heures que vous digérez le mieux. Le soir, préférez les aliments légers.

9 Après le repas, offrez-vous toujours quelques minutes de calme et de détente, avant de retourner à vos activités.

Après le repas : se détendre

10 La meilleure façon pour bien se nourrir, c'est de faire confiance à son corps. Celui-ci vous demande ce dont il a besoin. Cependant, les mauvaises habitudes ou le déséquilibre des Doshas engendrent parfois des demandes erronées. Il faut donc que vous étudiiez votre comportement alimentaire et essayiez d'y intégrer les règles de vie ayurvédiques.

Faire confiance à son corps

Se nourrir en fonction de son type

Vous vous êtes peut-être déjà demandé pourquoi vous n'aimez pas les légumes et la salade par exemple, et êtes capable d'avaler de grandes quantités de fruits, ou encore pourquoi vous aimez mieux manger chaud et êtes réticent à l'idée de manger un plat froid ou des crudités ? Peut-être avez-vous aussi remarqué que vous préférez manger des plats différents selon que l'on est en été ou en hiver. L'Ayurveda vous apporte l'explication de ces comportements : chaque homme se nourrit intuitivement en fonction de son type de constitution et des saisons. Comme vous l'avez déjà appris (voir p. 74), les aliments ont différentes saveurs et propriétés qui agissent en calmant ou en renforçant les Doshas. Faites confiance aux signaux que vous envoie votre corps. Si ce dernier vous réclame tel ou tel goût ou telle ou telle propriété, c'est qu'il en a besoin pour maintenir son équilibre énergétique.

Maintenir l'équilibre des Doshas

▶ Pour qu'à l'avenir vous puissiez vous nourrir de manière plus consciente et en harmonie avec votre nature propre, vous devriez suivre les deux règles fondamentales suivantes :

● Choisissez les aliments qui calment et donc équilibrent votre Dosha principal (voir p. 76).

● Et adaptez votre comportement alimentaire en fonction des saisons (voir p. 67).

Bien choisir sa nourriture

Vous trouverez dans les pages suivantes des listes d'aliments vous permettant de composer votre alimentation en fonction de votre Dosha le plus puissant. Ces tableaux doivent vous aider à faire le point sur votre alimentation actuelle et, si nécessaire, à vous orienter vers un autre comportement alimentaire.

Attention

Les aliments qui vous sont conseillés ci-après sont des produits communs. Cette liste ne peut et ne doit pas remplacer un programme alimentaire individuel détaillé tel qu'un spécialiste de l'Ayurveda peut en établir.

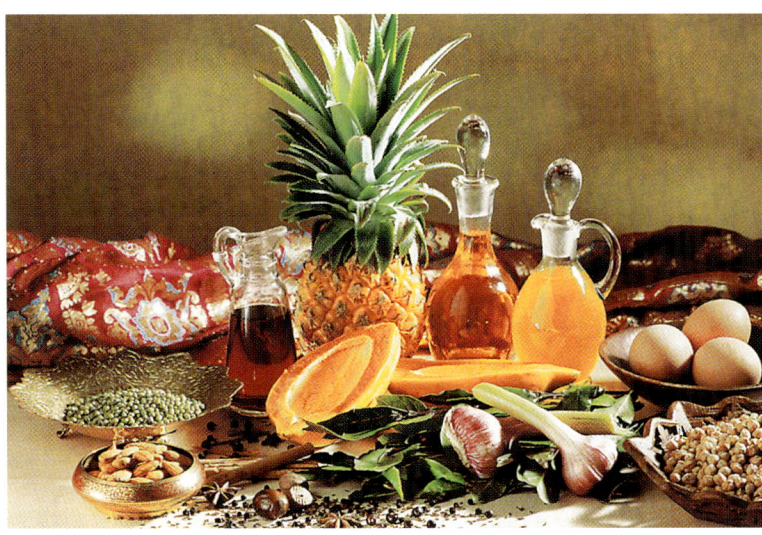

Les aliments
du type Vátha

Le type Vátha

Soupes, plats au four ou en cocotte

Le roi des Doshas se caractérise, entre autres, par le froid et le sec. C'est donc en mangeant des aliments lourds, gras et chauds que l'on peut rééquilibrer cette force. Les soupes, les plats nourrissants au four ou en cocotte sont, par exemple, capables de calmer ce Dosha. Le riz, les nouilles, le lait chaud, la crème ou le pain frais sont aussi des aliments rééquilibrants pour les types Vátha. Les mets froids comme les salades, les légumes crus ou les boissons glacées renforcent, en revanche, la bioénergie Vátha. Il vaut mieux en conséquence en réduire ou en exclure la consommation. Les saveurs salées, acides et sucrées sont celles que vous devez préférer. Il est toutefois recommandé d'ajouter souvent à vos repas un mélange spécial d'épices en poudre (Churnas) qui a pour effet d'affaiblir Vátha. Vous obtiendrez le même type d'effets en absorbant ces épices sous forme de tisane pendant ou après vos repas.

Comme les personnes de type Vátha ont tendance à avoir une digestion irrégulière, il leur est recommandé de manger des mets cuits et faciles à digérer pour réguler leur Agni (feu de la digestion). Et comme elles sont très sensibles au stress, il est particulièrement important pour elles de manger au calme et dans une atmosphère agréable.

Préférez les aliments suivants :

Légumes : asperges, betteraves rouges, carottes, concombres, ail et oignon (pas cru), raifort, haricots verts, gombo, patate douce. En petite quantité : pommes de terre, pois, épinards, courgettes, céleri et tomates. Faites cuire les légumes et ajoutez-y un peu de ghee.

Fruits mûrs et sucrés : bananes, abricots, pêches, nectarines, baies, mangues, melons, papayes, ananas, prunes, oranges, figues fraîches, raisin, pamplemousses, citrons et avocats.

Céréales : riz (basmati), blé.

Produits laitiers : vous digérez bien tous les produits laitiers, en particulier le lait, le ghee, le fromage frais, le beurre, le yaourt et la crème.

Légumes secs : pois chiches, haricots mungo, lentilles.

Huiles et graisses : vous digérez bien toutes les huiles alimentaires, en particulier l'huile de sésame.

Viande et œufs : viande blanche (volaille) et poisson ; œufs durs ou brouillés

Noix et graines : vous les digérez bien toutes, mais en petite quantité, en particulier les amandes.

Édulcorant : produits naturels tels que le miel, le sirop d'érable ; produits de la canne à sucre

Herbes et épices : vous digérez très bien les herbes douces qui réchauffent : anis, basilic, genévrier, réglisse, macis, origan, cumin, cardamome, coriandre en branche, cannelle, clous de girofle, cumin blanc, fenouil, gingembre, laurier, poivre noir, moutarde, noix de muscade, sauge, estragon et thym.

Réduisez la consommation des aliments suivants ou évitez-les :

Légumes : choux : brocoli, chou-fleur, chou pommé blanc ou chou rouge, choux de Bruxelles, poivrons, aubergines, champignons, germes et pousses. En général, les personnes de type Vátha ne digèrent pas bien les légumes et les salades crus.

Fruits : grenades, fruits secs, airelles rouges, poires, fruits encore verts, en particulier les bananes.

Céréales : millet, maïs, orge, sarrasin, seigle, avoine (non cuit).

Légumes secs : tous, sauf ceux qui sont conseillés plus haut.

Édulcorant : miel et sucre blanc en grande quantité.

Viandes : viande rouge (bœuf), porc

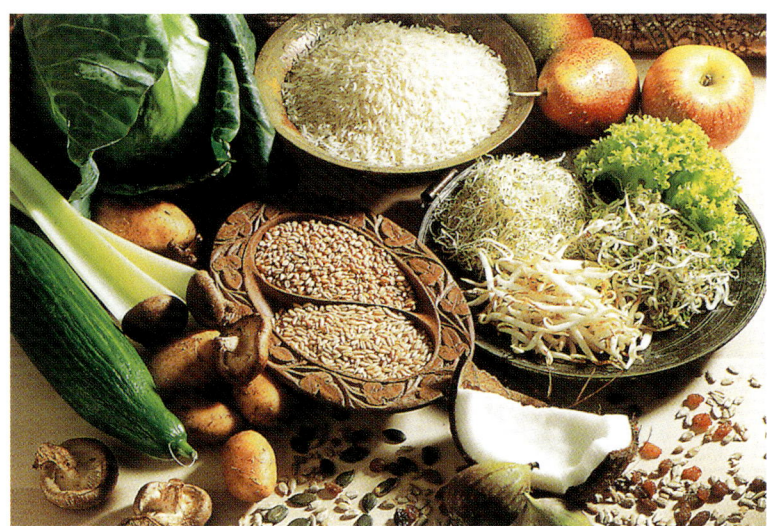

Le type Pitta

Des mets froids — Le Dosha Pitta est associé au chaud, ce qui fait qu'en été, par exemple, les personnes de constitution Pitta doivent surtout manger des mets froids rafraîchissants. Pendant les saisons chaudes, il faut réduire, voire supprimer, la consommation de tout ce qui « réchauffe » le corps : le sel, l'huile, les épices fortes.

En outre, il est très important pour ce type que les saveurs amères et âpres soient présentes dans l'alimentation quotidienne, afin de réfréner son appétit, en général féroce.

En mangeant beaucoup de « verdure », vous ferez d'une pierre deux coups : les salades contiennent en effet les deux Rasas qui rééquilibrent Pitta, et sont en plus des aliments froids et légers.

Il existe aussi des mélanges de poudres d'épices et des tisanes adaptées aux constitutions Pitta, lesquelles ont une action équilibrante et calmante sur l'énergie du feu. Veillez également à manger régulièrement et à ne pas sauter de repas en période de stress.

Préférez les aliments suivants :

Légumes : asperges, brocoli, choux de Bruxelles, chou rouge et chou pommé blanc, céleri, concombres, haricots verts, légumes verts à feuilles, salades vertes, endives, champignons, gombos, pommes de terre, pousses et germes, poivrons, courgettes.

Fruits : pommes, ananas, guignes, noix de coco, figues, raisins, mangues, melons, oranges, poires, prunes, pruneaux, raisins secs, avocats. Tous les fruits doivent être mûrs et sucrés.

Céréales : orge, avoine, blé, riz blanc (en particulier riz basmati).

Produits laitiers : beurre non salé, ghee, fromage frais, glace, lait.

Légumes secs : haricots verts, pois frais, haricots mungo, pois chiches, tofu et autres produits fabriqués à partir de soja.

Huiles et autres graisses : huiles de noix de coco, d'olive, de soja et de tournesol, ghee.

Viande et œufs : volaille, faisan, lièvre, gibier, blanc d'œuf.

Noix et graines : noix de coco, graines de tournesol, graines de courge.

Édulcorant : tous, sauf le miel et la mélasse.

Herbes et épices : en règle générale, évitez les épices, car elles réchauffent trop le corps. La cardamome, la coriandre fraîche, la cannelle, l'aneth, le fenouil, la menthe, le safran, le curcuma, le gingembre et le poivre noir sont toutefois permis en petites quantités.

Réduisez la consommation des aliments suivants ou évitez-les :

Légumes : betteraves rouges, carottes, aubergines, raifort, radis, tomates, piments, épinards.

Fruits : tous les fruits acides : pommes acides, prunes, oranges, pamplemousse, citrons, griottes, airelles rouges, papayes, pêches, kakis.

Produits laitiers : tous les produits acides : yaourts, fromages frais, fromages, crème fraîche, babeurre.

Céréales : millet, maïs, sarrasin, seigle, riz complet.

Légumes secs : lentilles (sauf en soupe), lentilles brunes.

Huiles et autres graisses : huile d'amande, de sésame, de maïs.

Noix et graines : graines de sésame, noix de cajou.

Viande et œufs : viande rouge (bœuf), porc, tous les animaux marins, jaune d'œuf.

Épices : épices fortes telles le poivre de Cayenne, le piment, le poivre en grande quantité, l'anis, les clous de girofle, le cumin, les graines de moutarde, les oignons, l'ail, le sel, le vinaigre, le Ketchup.

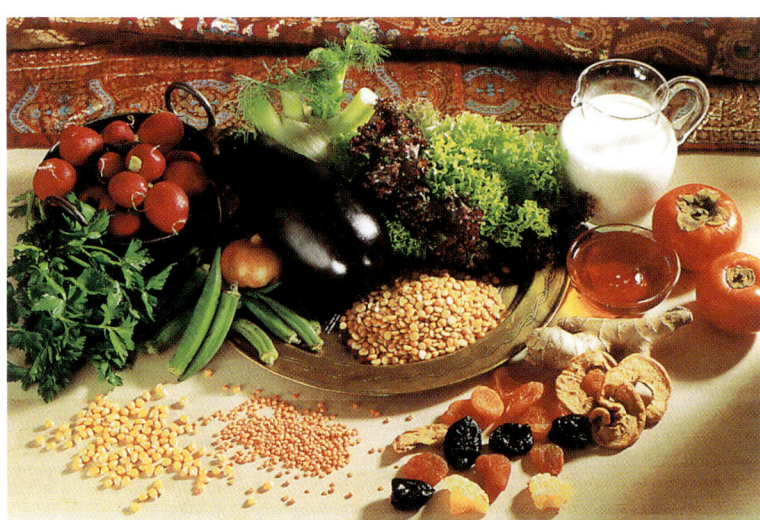

*Les aliments
du type Kapha*

Le type Kapha

Le potentiel énergétique de Kapha n'est influencé que difficilement par la nourriture. Toutefois, un mauvais comportement alimentaire peut, sur le long terme, déséquilibrer de manière durable les rapports énergétiques des personnes de constitution Kapha. Kapha est caractérisé par le lourd, le gras et le froid, ce qui implique que ce principe sera stimulé par des aliments lourds, gras et froids. Ainsi, quand une personne Kapha mange trop, trop sucré et trop gras sur la durée, elle voit son Dosha sortir du rang. Pour lutter contre ce déséquilibre, tous les aliments légers, secs et chauds sont efficaces.

Manger léger, sec et chaud

Il faut donc les préférer : plats cuisinés peu cuits et pauvres en graisses, fruits frais et légumes crus. Les repas devront être modestes, car les personnes de type Kapha mangent volontiers et ont tendance à l'obésité. Les saveurs relevées, amères et âpres équilibrent cette bioénergie. Les climats humides et froids donnent du fil à retordre aux constitutions Kapha. Aussi, durant les mois d'hiver en particulier, il vous est recommandé de manger des plats chauds et épicés pour lutter contre le froid et l'humidité associés à votre principe dominant. Enfin, il existe aussi des mélanges d'épices et des infusions destinés à calmer les ardeurs de Kapha.

Préférez les aliments suivants :

Légumes : presque toutes les sortes de légumes, par exemple asperges, brocoli, betteraves rouges, choux de Bruxelles, chou rouge et chou pommé blanc, chou-fleur, carottes, céleri, aubergines, ail, légumes verts à feuilles, champignons, gombos, pommes de terre, pousses et germes, fenouil, raifort, radis.

Fruits : pommes, poires, goyaves, grenades, airelles rouges, dattes, figues, fruits secs en général (raisins, abricots, figues et prunes).

Céréales : orge, sarrasin, maïs, millet, seigle, riz blanc en petite quantité.

Produits laitiers : lait écrémé, lait entier (petites quantités), babeurre, ghee (petites quantités).

Légumes secs : tous, sauf les produits à base de soja, les haricots blancs et noirs.

Huiles et autres graisses : toujours en petites quantités : ghee, huile d'amande, de germes de maïs, de chardon, de graines de tournesol.

Viande et œufs : volaille, crevettes, gibier en petites quantités, œufs brouillés.

Noix et graines : graines de tournesol et graines de courges.

Édulcorant : miel

Herbes et épices : toutes, sauf le sel ; en particulier, les épices fortes comme le gingembre, le poivre noir, la coriandre, le curcuma, les clous de girofle, la cardamome et la cannelle.

Réduisez la consommation des aliments suivants ou évitez-les :

Légumes : concombres, tomates, courgettes, potiron, patates douces.

Fruits : bananes, raisin sucré, melons sucrés, avocats, ananas, oranges, prunes, mangues, noix de coco, abricots.

Produits laitiers : fromage, fromage frais, yaourt, lait caillé, crème, lait entier et ghee (en grande quantité).

Céréales : riz complet, flocons d'avoine, blé ou riz blanc en grande quantité.

Légumes secs : produits à base de soja, haricots blancs et noirs.

Noix et graines : toutes.

Édulcorant : sucre, mélasse, sirop

Viande et œufs : tous les animaux marins, bœuf, porc, agneau.

Épices : sel.

Les centres de santé ayurvédiques

Il existe de nombreux centres de santé spécialisés dans l'Ayurveda, souvent appelés centre de santé « Maharishi Ayur-Veda ». Y travaillent des médecins et des thérapeutes formés capables d'élaborer un diagnostic éclairé et de prescrire des traitements. Vous y trouverez des médecins issus de l'école occidentale qui ont suivi une formation ayurvédique et des thérapeutes spécialisés en Ayurveda. Dans certains centres, ce sont même des médecins indiens spécialistes de l'Ayurveda qui vous recevront. Les traitements sont souvent proposés sous forme de cures de deux à trois semaines sous surveillance médicale. La plupart des centres offrent en outre les services suivants :

- Conférences et séminaires de médecins, scientifiques et spécialistes divers sur les thèmes ayurvédiques
- Cours de méditation
- Cours d'exercices physiques tirés du yoga (Yoga Asanas)
- Cours d'apprentissage des techniques de respiration (Pranayama)
- Séances de musicothérapie avec de la musique ayurvédique (Ghandharva Ved)
- Apprentissage de l'alimentation et de la cuisine ayurvédiques
- Informations sur la pharmacopée alimentaire ayurvédique (Rasayanas)
- Informations sur les herbes et les minéraux
- Conseils de chromathérapie en fonction du type de constitution
- Conseils d'aromathérapie en fonction du type de constitution
- Conseils pour le respect des cycles quotidiens et annuels

Index

Crédits photographiques

Rainer Schmitz : pp. 6/7, 32/33, 35, 36, 37, 38, 44, 45, 46, 47, 48, 49, 50, 51, 52, 53, 54, 55, 57, 70/71, 72, 73, 74, 76, 78, 80, 81, 84, 86, 88, 4e de couv.

Composition : Jeanette Heerwagen

Michael Nischke : p. 66

Fotostudio Teubner : vignette p. 77

Marlen Unger-Raabe : couv., pp. 24, 60, 68

Elfie Vierck-Petschelt : dessin p. 62

Traduction française par Hélène Tallon.

Ce logo a pour objet d'alerter le lecteur sur la menace que représente pour l'avenir de l'écrit, tout particulièrement dans le domaine universitaire, le développement massif du « photocopillage ».
Cette pratique qui s'est généralisée, notamment dans les établissements d'enseignement, provoque une baisse brutale des achats de livres, au point que la possibilité même pour les auteurs de créer des œuvres nouvelles est menacée.
Nous rappelons donc que la reproduction et la vente sans autorisation, ainsi que le recel, sont passibles de poursuites. Les demandes d'autorisation de photocopier doivent être adressées à l'éditeur ou au Centre français du droit de copie :
20, rue des Grands-Augustins, 75006 Paris. Tél. : 01 44 07 47 70.

Tous droits de traduction, de reproduction et d'adaptation réservés pour tous pays, y compris la Suède et la Norvège.

Toute reproduction, même partielle, de cet ouvrage est interdite. Une copie ou reproduction par quelque procédé que ce soit, photographie, microfilm, bande magnétique, disque ou autre, constitue une contrefaçon passible de peines prévues par la loi du 11 mars 1957 sur la protection des droits d'auteurs.

Pour l'édition originale parue sous le titre *Ayurveda - Sich jung fühlen ein Leben lang*
© 1999, Gräfe und Unzer Verlag GmbH, München.

Pour la présente édition :
© 2003, Éditions Vigot – 23, rue de l'École-de-Médecine, 75006 Paris, France.
Dépôt légal : mars 2003 – ISBN 2-7114-1577-5

Imprimé en Belgique par la SNEL S.A. en février 2003 – 27173.

Dans la même collection

R. COLLIER, *Renaître grâce à une cure intestinale*

B. FROHN, *Anti-âge*

M. GRILLPARZER, *Brûleurs de graisse*

S. FLADE, *Allergies*

E-M. KRASKE, *Équilibre acide-base*

B. KÜLLENBERG, *Les Bienfaits du vinaigre de cidre*

D. LANGEN, *Le Training autogène*

M. LESCH, G. FORDER, *Kinésiologie : réduire le stress et renforcer son énergie*

E. POSPISIL, *Le Régime méditéranéen*

G. SATOR, *Feng Shui. Habitat et harmonie*

S. SCHMIDT, *Fleurs de Bach et harmonie intérieure*

K. SCHUTT, *Ayurveda*

B. SESTERHENN, *Purifier son organisme*

H-M STELLMANN, *Médecine naturelle et maladies infantiles*

W. STUMPF, *Homéopathie pour les enfants*

S. TEMPELHOF, *Ostéopathie*

C. VOORMANN ET G. DANDEKAR, *Massage pour bébé*

F. WAGNER, *L'Acupression digitale*

F. WAGNER, *Le Massage des zones de réflexes*

M. WERNER, *Huiles essentielles*

G.T. WERNER, M. NELLES, *L'école du dos*